Dr JUMON

MANUEL D'ANESTHÉSIE
PAR LE
PROTOXYDE D'AZOTE

RUEFF & [illegible]

MANUEL
D'ANESTHÉSIE
PAR LE
PROTOXYDE D'AZOTE

MANUEL
D'ANESTHÉSIE

PAR LE

PROTOXYDE D'AZOTE

PAR

LE Dr JUMON
Ancien interne des Hôpitaux de Paris

AVEC 9 FIGURES DANS LE TEXTE

PARIS
RUEFF ET Cie, ÉDITEURS
106, BOULEVARD SAINT-GERMAIN, 106

1895

INTRODUCTION

Depuis la découverte de l'anesthésie chirurgicale, on peut dire que la question des agents qui la procurent et des méthodes suivant lesquelles on les emploie n'a pas cessé d'être à l'ordre du jour. Récemment encore des discussions importantes ont eu lieu au sein des sociétés savantes, aussi bien en France qu'à l'étranger. De nombreux traités d'anesthésie chirurgicale, des articles publiés dans les recueils périodiques, témoignent toujours de la préoccupation constante des chirurgiens à l'endroit des anesthésiques. Mais dans toutes ces discussions ainsi que dans les traités généraux d'anesthésie, il est surtout question du chloroforme et de l'éther, qui sont presque seuls employés d'ailleurs dans les grandes opérations. Cependant, à notre humble avis, il devrait en être des anesthésiques comme des médicaments en général, on devrait les employer suivant les indications auxquelles ils répondent. Il peut justement paraître excessif de soumettre à la chloroformisation un patient auquel on doit ouvrir un abcès, enlever rapidement une petite tumeur, extraire une dent. Depuis longtemps les dentistes, les étrangers surtout, ont tenu compte de cette remarque et ont adopté un anesthésique commode, absolument inoffensif, donnant une insensibilité de courte durée, mais suffisante pour permettre une petite opération, et ne laissant subsister après son passage dans l'organisme aucune trace de ses effets : tout le monde a nommé le protoxyde d'azote. Cet agent a encore à l'étranger un succès immense et constant, c'est donc qu'on lui reconnaît certaines qualités et qu'il donne suffisamment ce qu'on lui demande dans les petites interventions. En France, au contraire, il ne lui est accordé jusqu'à présent qu'une confiance très limitée, son emploi est peu répandu, les traités généraux d'anesthésie ne lui consacrent que quelques pages, voire quelques lignes. Et cependant P. Bert avait fait chez nous des expériences demeurées célèbres, démontrant l'innocuité du protoxyde d'azote par lui-même. Parmi les auteurs qui ont récemment écrit sur les anesthésiques, on peut citer les excellentes pages qu'a écrites le professeur Dastre sur l'action physiologique du gaz. Mais aucun ouvrage ne renseigne chez nous sur la manière de s'en servir, de l'appliquer, sur ses indications, ses inconvénients et ses avantages. Il nous a donc paru utile de réunir sous forme d'un manuel les notions courantes à ce sujet, ayant assisté nous-même à plus de 2000 anesthésies par le protoxyde d'azote, dont la plupart ont été faites chez M. Duchesne ; nous avons toujours été frappé des avantages de son emploi et des services qu'il peut rendre. En préparant ce manuel, nous avons eu recours d'abord à ce que nous indiquait l'observation journalière, puis aux publications étrangères sur la matière qui, par leur nombre, montrent toute l'importance que possède l'anesthésie par le protoxyde d'azote chez nos voisins. — On en lira l'énumération, non complète assurément, à la fin du volume.

MANUEL D'ANESTHÉSIE

PAR LE

PROTOXYDE D'AZOTE

CHAPITRE PREMIER

HISTORIQUE

Le gaz protoxyde d'azote a été découvert en 1776 par Priestley qui lui donna le nom de gaz nitreux déphlogistiqué, mais ce ne fut qu'assez longtemps après que les propriétés physiologiques de cet agent furent étudiées. Un célèbre médecin chimiste américain, Thomas Beddoes, fournit à Humphrey Davy l'occasion de cette étude. Beddoes, enthousiasmé par les nouvelles découvertes chimiques, avait fondé à Clifton, faubourg de Bristol, un établissement médical pneumatique dans lequel certaines maladies étaient combattues par l'aspiration de gaz considérés comme capables de neutraliser les agents chimiques supposés morbigènes des maladies. C'est là que le savant étudiait sur l'homme même les propriétés physiologiques des gaz nouveaux, des airs artificiels, comme on disait alors. Un chimiste illustre plus tard, alors âgé seulement de vingt ans, avait pour mission dans cet établissement de préparer les gaz et d'en étudier les effets ; parmi ces gaz se trouvait le protoxyde. Beddoes publia en 1799 une notice relative aux observations que fit alors Davy, et dans laquelle il insiste sur le sentiment de gaieté et de légère excitation que provoque le protoxyde d'azote. L'année suivante (1800) Humphrey Davy publiait les observations qu'il avait faites sur lui-même avec le protoxyde d'azote pur ou mélangé d'air.

La sensation de bien-être et de gaieté que donne ce protoxyde lui firent donner le nom de gaz hilarant (*laughing gaz*, angl. — *Lustgas*, allem.).

La constatation de ces effets frappa vivement l'imagination de Davy, qui se demanda s'il n'était pas possible de se servir du protoxyde pour atténuer la douleur. Bien que l'utilisation de cette propriété n'ait été faite que beaucoup plus tard dans la pratique, Davy n'en découvrit pas moins les effets anesthésiques du gaz hilarant. Il avait réussi à dissiper une céphalalgie violente et une douleur d'origine dentaire simplement par des inhalations de gaz et disait en substance : « Le protoxyde d'azote pur paraît jouir, entre autres propriétés, de celle de détruire la douleur. On pourrait l'employer avec avantage dans les opérations de chirurgie qui ne s'accompagnent pas d'une grande fluxion de sang. »

Les effets décrits par Davy furent confirmés par Berzélius en Suède, par Pfaff et Wurzer en Allemagne, qui constataient l'innocuité des inhalations.

Ce fut au tour des chimistes français d'étudier ce gaz au point de vue de ses effets. Proust, Thenard, Vauquelin, Orfila expérimentèrent sur eux-mêmes et sur d'autres personnes. Toutefois ils ne furent pas de l'avis de Davy, et conclurent même au danger des inhalations qui amènent la suffocation, de l'anxiété, un sentiment de défaillance et en tout cas des sensations très pénibles. D'après Berzélius, cette contradiction dans les résultats constatés semblait provenir de ce que les chimistes français faisaient usage de gaz impur. Exempt d'air et à l'état de pureté, le protoxyde d'azote, pour lui, ne déterminait qu'une ivresse agréable d'une à deux minutes de durée et disparaissant sans laisser de suites fâcheuses. Si l'on prolonge l'inspiration, on pouvait aller jusqu'à la perte de connaissance, mais jamais le gaz n'exerçait d'influence fâcheuse sur la santé. Le chlore ou l'oxyde nitrique qui souillaient le gaz semblaient pour lui être la cause des sensations pénibles et des accidents. Mais il n'en fallut pas davantage pour renoncer, en France du moins, au protoxyde d'azote pendant un certain temps.

Mais les études n'en continuèrent pas moins, et avec Horace Wells en 1844 la cause de l'anesthésie par le protoxyde sembla gagnée. A cette époque, les expériences de Colton et d'Eugène

Preterre, qui faisaient dans diverses villes des États-Unis des séances de chimie amusante, devinrent pour Wells l'occasion de faire du protoxyde une application réellement pratique. Il constata sur un patient soumis aux inhalations l'insensibilité parfaite, et, voulant se rendre compte par lui-même de la valeur du nouvel agent anesthésique, il se soumit lui-même aux inhalations et quand il fut suffisamment endormi, Colton, qui administrait ce gaz, lui arracha une molaire cariée. Wells se réveilla en s'écriant : « Une ère nouvelle dans l'extraction des dents! Cela ne fait pas plus de mal qu'une piqûre d'épingle. » Ce fait, mémorable dans l'histoire de l'anesthésie, se passait le 11 décembre 1844.

Depuis, Wells répéta sur plusieurs de ses clients l'expérience avec le même succès, mais ayant eu à anesthésier une malade en public à la Faculté de médecine de Boston, pour une extraction de dent, il n'obtint pas l'anesthésie, et le cri poussé par l'opérée devint le signal de plaisanteries de la part d'un auditoire qui lui était d'ailleurs hostile. Wells ne se tint pas pour battu, et plusieurs années plus tard, en 1847-1848, il avait la satisfaction d'anesthésier lui-même avec le protoxyde dans de grandes opérations. C'est dans ces conditions que Mag, de Westford, enlevait une tumeur du testicule, que Ellsworth pratiquait une amputation de la cuisse. Entre temps, Wells éprouva les amertumes que le sort réserve parfois aux inventeurs. Deux de ses élèves avaient, paraît-il, tenté avec succès de lui enlever l'honneur et le profit de sa découverte; son intelligence se troubla, il fut arrêté comme aliéné, puis périt par le suicide en s'ouvrant les veines dans un bain, tandis qu'il respirait des vapeurs d'éther jusqu'à tomber sans connaissance.

S'il n'a pas été le premier à entrevoir l'action anesthésiante du protoxyde d'azote, il a certainement contribué à le faire entrer définitivement dans la pratique. On ne doit pas enfin oublier que c'est à lui que revient tout entière l'anesthésie par l'éther, qui occupe encore une si grande place aujourd'hui.

Après lui, ce protoxyde parut retomber dans l'oubli. Le chloroforme et l'éther occupaient toute l'attention à cette époque. Il y eut ainsi une certaine période d'arrêt dans l'application pratique du protoxyde, qui fut reprise en 1861 par Colton. En 1863, ce dentiste américain recommença à donner le gaz et dès lors son succès fut tel qu'en trois semaines il avait pratiqué avec le Dr Smith plus de trois mille extractions dentaires. Ce succès le détermina à fonder à New-York un établissement spécialement affecté à l'extraction des dents sous l'anesthésie par le protoxyde.

Des établissements analogues furent fondés à Boston, Philadelphie, Baltimore, Cincinnati, Saint-Louis. En 1877, Colton déclarait que dans ces divers établissements le gaz avait été administré à plus de trois cent mille personnes sans qu'on ait eu à relever aucun cas de mort ni aucun accident assez sérieux pour nécessiter le transport du malade dans une voiture. Il n'est pas sans intérêt de faire remarquer qu'à cette époque les chirurgiens américains employaient couramment le protoxyde pour les petites opérations, que Colton lui-même avait maintenu des malades pendant vingt minutes sous l'action de ce gaz et que Marius Sims avait pratiqué à l'aide du protoxyde des opérations d'une durée de plus d'une heure. Assurément l'emploi de cet agent pour des opérations même d'une durée beaucoup plus courte est irrationnel ; la marche même de l'anesthésie l'indique. C'est en effet au moment où l'anesthésie est obtenue que le chirurgien commençait l'opération, mais l'asphyxie par ce protoxyde pur se produisant, on laissait le patient revenir à lui, en même temps que se dissipait l'asphyxie, puis on recommençait l'anesthésie et avec elle l'opération continuait. C'est évidemment là un *modus faciendi* inévitable avec le protoxyde pur, mais assurément très commode. Ce gaz constitue un agent anesthésique très spécial qui a ses indications particulières et auquel il ne faut demander que ce qu'il peut donner.

Aussi est-ce surtout dans la pratique dentaire que l'anesthésie protoxydée se répandit comme étant destinée à rendre de grands services.

En France, le protoxyde a été surtout employé par un dentiste d'origine américaine, Preterre, qui terminait un mémoire paru en

1866 en faisant remarquer l'innocuité du protoxyde et les services qu'il peut rendre dans les opérations de courte durée.

En Allemagne, Rottenstein, en Angleterre Colton et Walton employaient constamment le protoxyde ; dès 1867, vers la même époque, Clover a introduit en Angleterre un procédé qui a encore une certaine faveur et qui compte parmi les anesthésies mixtes. Il consiste à administrer d'abord le protoxyde, puis à soumettre le patient aux inhalations d'éther de manière à éviter la période d'excitation de l'éther et en même temps à obtenir une anesthésie durable. Mais ce procédé, applicable aux opérations de longue durée, est inutile dans la pratique dentaire.

Enfin, dans une période moderne, le protoxyde a été étudié plus complètement au point de vue de ses effets sur l'organisme. Ce sont ces travaux que nous aurons en vue lorsque nous aurons à exposer les actions physiologiques de ce gaz. C'est à cette période qu'appartiennent les mémorables travaux de Paul Bert sur le protoxyde d'azote administré dans une atmosphère comprimée. Sa méthode a permis de soutenir l'anesthésie d'une façon permanente pendant le temps nécessaire pour pratiquer de longues opérations ; elle a contribué une fois de plus à montrer l'innocuité du gaz. Nous en exposerons plus tard les principes.

Enfin, plus récemment, c'est-à-dire dans le cours de ces dix ou quinze dernières années, un certain nombre de praticiens, Klikowitz, Zweifel, Erlanger et d'autres pratiquent l'anesthésie par le protoxyde sans avoir recours à l'augmentation de la pression atmosphérique, mais en ajoutant au protoxyde une certaine proportion d'oxygène nécessaire à la respiration, laissant à ce protoxyde d'azote le soin de produire l'anesthésie par des inhalations aussi prolongées qu'on le désire sans produire aucun phénomène asphyxique. Nous aurons également l'occasion de revenir sur cette méthode et d'en discuter les avantages.

CHAPITRE II

PROPRIÉTÉS ET PRÉPARATION

DU PROTOXYDE D'AZOTE

Nous étudierons le protoxyde d'azote tout comme un agent de la matière médicale, passant en revue ses propriétés, sa préparation, puis son action physiologique, les modifications pathologiques qu'il peut produire. Cette étude est absolument nécessaire avant de songer à l'appliquer. Puis nous examinerons avec quelques détails les dangers auxquels il peut exposer ses contre-indications, son mode d'administration, enfin les cas dans lesquels l'anesthésie protoxydée est tout indiquée.

I — CHIMIE DU PROTOXYDE D'AZOTE

Le protoxyde d'azote, gaz hilarant, est une des nombreuses combinaisons d'azote et d'oxygène ; il est représenté par la formule Az^2O. Sa densité par rapport à l'air est 1,527 ; un litre de ce gaz pèse donc $1,293 \times 1,527 = 1,975$.

C'est un gaz incolore, très peu réfrangible, inodore, doué d'une saveur douceâtre et sucrée. Un litre d'eau à zéro degré en dissout 1 lit. 305 ; la solubilité diminue avec la température, au point qu'à la température de 15° un litre d'eau n'en dissout que 0,778 ; il est plus soluble dans l'éther, l'huile, l'alcool, qui à 0 en dissout 4 volumes. Ce n'est pas un gaz permanent. En 1823, Faraday, employant une température très basse et une forte pression, a réussi à le liquéfier. A zéro, le protoxyde d'azote se liquéfie sous une pression de 30 atmosphères. Cette propriété a permis de le condenser dans des réservoirs d'acier et de le rendre très facilement transportable dans la pratique. 100 litres de gaz peuvent ainsi être condensés en 200 centimètres cubes environ, pesant 180 grammes. Ce liquide est incolore, mobile, plus léger que l'eau, sa densité étant 0,936 ; c'est le moins réfrangible des liquides connus. Il est miscible en toute proportion à l'alcool et à l'éther. Le liquide bout à 88 degrés au-dessous de zéro et se solidifie à — 155 degrés. La chaleur latente d'évaporation est telle qu'une goutte de ce liquide tombant sur la peau y produit instantanément une brûlure avec formation de vésicule. Le liquide qui résulte de la condensation du protoxyde d'azote est susceptible d'augmenter considérablement de volume à mesure que la température s'élève. Un volume à zéro donne 1 v. 202 à 20 degrés.

Le protoxyde d'azote est un gaz indifférent qui n'a aucune action sur le papier de tournesol. Soumis à une température élevée, il se décompose brusquement en dégageant de la chaleur. A une température peu élevée il donne du bioxyde d'azote et de l'acide hypoazotique. Les corps combustibles brûlent dans le protoxyde d'azote à la condition d'être portés allumés dans le gaz. Une allumette qui ne présente qu'un point incandescent se rallume dans le protoxyde et continue à y brûler mieux que dans l'air. La température du corps incandescent est assez élevée pour décomposer le gaz en azote et en oxygène qui se trouve en plus grande proportion que dans l'air et active la combustion. Le fait que les corps peuvent brûler dans le protoxyde d'azote pur avait fait admettre par erreur qu'il peut entretenir la respiration et participer en se décomposant aux phénomènes de l'hématose. H. Davy, qui admettait ainsi que ce gaz est respirable pour l'homme, était fort étonné de voir les animaux périr par l'asphyxie lorsqu'il les laissait plongés dans ce gaz. C'est que dans les combustion peu énergiques qui ne dégagent pas une chaleur suffisante, le protoxyde reste stable, ne se décompose pas.

La combustion qui peut s'opérer dans le protoxyde pourrait faire confondre ce gaz avec l'oxygène; il suffit de rappeler que l'oxyde d'azote qui se transforme en acide hypoazotique (vapeurs rouges) au contact de l'oxygène, ne s'oxyde pas dans le protoxyde ; cette réaction distingue l'oxygène du protoxyde d'azote.

Un volume de protoxyde est formé d'un volume d'azote et d'un demi-volume d'oxygène, condensés en un volume. Il y a contraction d'un tiers.

PRÉPARATION

Le procédé ordinairement employé pour préparer le protoxyde d'azote consiste à décomposer l'azotate d'ammoniaque par la chaleur ; il a été indiqué par Priestley. La température du sel doit être portée entre 230 et 250 degrés ; le sel fond d'abord puis se décompose en eau et protoxyde d'azote. Si le sel est pur, il ne doit rien rester dans la cornue. La réaction qui se produit est la suivante :

$$\underset{\text{Azotate d'ammoniaque.}}{AzH^4AzO^3} = \underset{\text{Eau.}}{2H^2O} + \underset{\text{Protoxyde d'azote.}}{Az^2O}.$$

Toutefois il se produit encore d'autres réactions accessoires, et le gaz contient encore de l'azote, de petites quantités d'oxygène et du bioxyde d'azote et de l'acide hypoazotique lorsqu'on dépasse 250 degrés.

Aussi faut-il prendre des dispositions pour avoir le gaz pur ; celles-ci consistent à faire passer le gaz par une série de flacons laveurs. Le premier est destiné à absorber la vapeur d'eau qui passe avec le gaz; le second contient une solution concentrée de sulfate de fer destinée à arrêter les produits nitreux que peut contenir le gaz; le troisième renferme de la potasse qui enlève les traces du chlore et neutralise tout acide libre passant avec le gaz. Un ou deux flacons d'eau distillée complètent le lavage.

Il existe des dispositions plus ou moins ingénieuses pour régler la température ou plutôt la distance du foyer (ordinairement une couronne de gaz) au ballon, de manière à éviter le surchauffage ou un dégagement trop rapide de protoxyde. Le mieux est encore de surveiller l'opération et d'interposer entre le foyer et le ballon une grille métallique pour répartir plus uniformément la chaleur.

Il est bon, lorsqu'on entreprend la préparation du protoxyde, de s'assurer de la pureté de l'azotate d'ammoniaque. Pour cela on dissout un peu d'azotate dans l'eau, puis on ajoute une solution de chlorure de baryum et de nitrate d'argent. La formation d'un précipité indique par le chlorure de baryum, la présence de sulfates ou de carbonates, par le nitrate d'argent la présence de chlorures. Dans les deux cas il faut rejeter le sel. On pourrait enfin chauffer légèrement le nitrate d'ammoniaque dans une capsule afin de le débarrasser de son humidité avant de l'introduire dans ce ballon. La température à laquelle on doit exécuter la préparation doit être l'objet d'une attention particulière. Cette température ne doit pas dépasser 240 degrés; au-dessus, les réactions ne sont plus les mêmes et le gaz qui passe n'est plus du protoxyde pur; enfin à 315 degrés, la décomposition du sel peut se faire brusquement avec une violente explosion. A titre de renseignement nous dirons que 500 grammes de cristaux donnent plus de 120 litres de gaz.

On recueille le gaz dégagé dans un gazomètre, une fois que tout l'air de l'appareil est expulsé, ce dont on s'assure par la rapidité avec laquelle le gaz qui s'échappe du tube de sortie rallume une allumette éteinte mais offrant encore un point incandescent. L'eau qui se trouve dans les parois du gazomètre doit être chauffée ou fortement salée afin d'absorber le minimum du gaz. On doit pour le même motif ne la changer que pour les soins de propreté nécessaires. Un peu d'eau ajoutée de temps en temps suffit pour rétablir le niveau qui baisse par suite de l'évaporation. Il est assez rare qu'on prépare le protoxyde chez soi, mais il est bon de connaître les procédés et les manipulations pour s'en servir le cas échéant. En général, on peut obtenir de certains fabricants spéciaux le gaz tout condensé, et cela à un prix relativement moins élevé.

Pour obtenir le protoxyde d'azote liquide on se sert d'une sorte de pompe analogue à celle qu'on emploie pour la liquéfaction de l'acide carbonique (pompe de Natterer). Cette pompe sert à faire passer le gaz du réservoir dans des bouteilles de fer ou d'acier. On s'oppose au dégagement de la chaleur pendant la condensation en entourant les bouteilles d'un mélange réfrigérant. Pour connaître la quantité de protoxyde que ces bouteilles renferment à un moment donné, il faut connaître leur tare et les peser avec soin. Règle générale, on ne doit jamais remplir les bouteilles qu'à moitié, afin de permettre au liquide de se dilater sous l'influence de l'élévation de température. En résumé, la simplicité de la préparation et la pureté des matières employées sont les conditions nécessaires pour obtenir un gaz pur. La température à laquelle se fait la distillation est très importante à observer, puisque si l'on dépasse 240 degrés, on obtient des produits nitreux. La présence des impuretés peut d'ailleurs être soupçonnée à l'odeur irritante ou à la toux produite pendant l'inhalation. On fait alors barboter le gaz à travers une solution de nitrate d'argent ; s'il se forme un précipité on a affaire à des produits chlorés. Rappelons la couleur orange de l'acide hypoazotique qui peut se former pendant cette préparation.

Parfois l'odeur désagréable du protoxyde peut tenir à la décomposition de l'huile ou des corps gras employés pour graisser les diverses parties mécaniques.

CHAPITRE III

PHYSIOLOGIE

DU PROTOXYDE D'AZOTE

Ce que nous savons de la physiologie et de la pathologie du protoxyde d'azote nous est donné à la fois par la physiologie expérimentale et par la clinique. De nombreuses expériences ont été faites sur les animaux tant pour observer les effets du gaz hilarant que pour chercher les lésions qu'il peut occasionner lorsque l'anesthésie est continuée jusqu'à l'asphyxie mortelle.

D'un autre côté on possède un grand nombre d'observations cliniques. car les cas d'anesthésie par le protoxyde d'azote se comptent par millions. Malgré ce chiffre considérable, l'observation simple ne nous apprend que peu de chose au point de vue physiologique, en raison de la rapidité et de la courte durée de l'anesthésie, et c'est bien plutôt la comparaison avec les phénomènes observés chez les animaux dans le laboratoire qui peut nous renseigner sur les diverses actions du protoxyde d'azote.

Ces effets diffèrent selon que l'on soumet les animaux à une atmosphère de protoxyde pur ou mélangé d'air ou d'oxygène. Dans le second cas, l'emploi de la pression, on l'a reconnu dans ces dernières années, ne modifie pas beaucoup la marche des phénomènes.

I — EFFETS PHYSIOLOGIQUES GÉNÉRAUX

Si l'on place un animal dans une atmosphère de protoxyde d'azote pur, il ne tarde pas à devenir complètement insensible. Les membres sont agités de contractions spasmodiques, la respiration devient haletante et stertoreuse, la sensibilité est complètement abolie, puis les mouvements respiratoires se ralentissent et finissent par cesser complètement. Le cœur continue cependant de battre pendant un certain temps après l'arrêt de la respiration. Si à ce moment, avant que le cœur ait cessé de battre, on porte l'animal dans l'air pur, il revient très rapidement à lui-même, et si même les mouvements respiratoires ne reprennent pas bientôt, la respiration artificielle les ranime à la seule condition que le cœur continue de battre. Ce que cette expérience offre de particulièrement intéressant, c'est qu'on peut la renouveler plusieurs fois sur le même animal à quelques minutes d'intervalle, sans qu'il en éprouve aucun désordre sérieux apparent. Si on l'abandonne dans cette atmosphère irrespirable, le cœur se ralentit de plus en plus, cesse bientôt de battre et la mort arrive tranquillement sans convulsions ni spasmes. Le délai dans lequel se produit la mort varie naturellement avec le degré d'activité physiologique de l'animal, avec le degré, si l'on veut, de l'activité des fonctions circulatoire et respiratoire. La mort est ainsi plus rapide chez les oiseaux, très lente chez les grenouilles.

Remarquons encore en passant un fait commun à d'autres agents anesthésiques : des graines placées dans une atmosphère de protoxyde d'azote ne germent pas, ou si avant de les y plonger, elles avaient commencé à germer, la germination s'arrête pour reprendre de nouveau si on laisse pénétrer de petites quantités d'air dont l'oxygène suffit à réveiller les phénomènes biologiques chez les plantes. Enfin les plantes plongées dans le protoxyde d'azote pur cessent de croître et n'exhalent plus d'acide carbonique sous l'influence de la lumière solaire.

Chez l'homme, au bout de quelques inhalations, il se produit d'abord une sorte d'ivresse plutôt agréable, si le patient aborde sans appréhension l'anesthésie, les idées se pressent, le corps semble plus léger, puis les impressions visuelles et les auditions deviennent indistinctes.

Des bourdonnements se font entendre, comparables à un roulement de voiture. La respiration devient parfois stertoreuse. L'ivresse passe alors à la perte de connaissance. Si l'on prolonge l'expérience, on voit la face et les extrémités pâlir et prendre un aspect cyanosé plus ou moins accentué. Mais il importe de remarquer, ce que nous avons fait bien souvent nous-même, c'est que l'anesthésie arrive avant ces phénomènes d'asphyxie, avant tout phénomène du côté du pouls et de la circulation en général. Le protoxyde d'azote étant un gaz irrespirable, il ne serait évidemment pas prudent de vouloir continuer son administration jusqu'à l'arrivée de cette période franchement asphyxique qu'il est d'ailleurs bien inutile d'atteindre.

C'est ce moment de perte complète de connaissance que l'opérateur doit guetter pour ainsi dire pour extraire une dent ou faire telle autre opération de courte durée.

II — FONCTION RESPIRATOIRE

Dès les premières inhalations le nombre des respirations paraît être augmenté. Ce résultat est dû en partie au moins à une excitation nerveuse plutôt produite par l'appréhension, ou l'impression morale d'un certain appareil qu'à une action véritablement accélératrice du protoxyde d'azote. Si l'on s'entoure des précautions pour éviter cette cause d'erreur, on peut bien constater d'abord une accélération des mouvements respiratoires, mais bientôt ces mouvements deviennent plus lents, plus profonds et s'accompagnent de sterteur. Si l'on continue l'expérience sur un animal, la respiration peut s'arrêter, mais une simple pression ou un tapotement sur la paroi thoracique la réveille et les mouvements reprennent pendant quelques instants. Il arrive enfin un moment où la respiration cesse définitivement ou ne peut en tout cas être ranimée que par des manœuvres plus ou moins prolongées de la respiration artificielle. L'arrêt de la respiration n'est pas suivi de convulsions asphyxiques.

Même après la cessation complète de la respiration, on peut rappeler l'animal à la vie par la respiration artificielle. Le cœur, en effet, continue à battre longtemps après que les mouvements respiratoires ont cessé et même lorsque le pouls a beaucoup perdu de sa force. Le rappel de la respiration, dans le cas où elle s'arrête, est toujours facile à obtenir, si l'on n'a pas poussé trop loin l'expérience, parce que cet arrêt est seulement causé par un agent très diffusible (il s'agit d'un gaz) qui s'élimine très rapidement et par l'absence d'oxygène.

III — ACTION SUR LE SANG

Nous avons vu précédemment que le protoxyde d'azote entretient les combustions, mais seulement les combustions vives. Demarquay, Longet avaient pensé, à l'exemple de Davy, que le gaz pouvait par l'oxygène qu'il renfermait entretenir la respiration en cédant son oxygène aux globules. Mais le protoxyde d'azote se comporte sous ce rapport comme un gaz indifférent, le sang l'absorbe sans le décomposer. Si l'on soumet du sang noir à l'action du protoxyde, on ne le voit pas changer de couleur. Autrement on ne s'expliquerait pas comment les animaux abandonnés dans le gaz pur succomberaient à l'asphyxie. Hermann, qui a étudié les effets du protoxyde sur le sang, a montré qu'il se dissout seulement dans le plasma sans intéresser les globules, tout comme il se dissoudrait dans l'eau suivant les lois de Dalton. On peut bien, il est vrai, obtenir dans le laboratoire une combinaison de protoxyde avec l'hémoglobine cristallisable et isomorphe avec l'hémoglobine oxycarbonée, mais cette combinaison ne se produit pas dans l'organisme quand on fait respirer le protoxyde d'azote (Dastre). Elle n'offre donc pas d'intérêt pratique. Le sang du patient soumis à l'action du protoxyde ne cesse pas de présenter les caractères du spectre normal de l'hémoglobine oxygénée ou réduite. C'est le spectre de l'hémoglobine réduite que l'on observe lorsqu'on passe à la phase d'asphyxie. L'oxygène de l'air n'intervenant plus, le sang artériel finit par prendre les caractères du sang veineux et la cyanose se produit.

Le Dr Brush admettrait que cette cyanose est due à quelque modification du sang, ce qui pourrait faire croire à un danger résultant de l'administration du protoxyde. Ullrich cependant a employé le spectroscope pour déterminer l'action du protoxyde sur le sang pendant son administration, et déclare qu'il existe une combinaison chimique entre le protoxyde et l'hémoglobine. Mais cette observation n'a pas été confirmée et rien ne montre que cette combinaison, si tant est qu'elle existe, indique qu'elle puisse détruire même temporairement la fonction de l'hémoglobine. Preyer, Buxton, Mac Munn ont fait des observations spectroscopiques analogues, mais sans arriver à des conclusions certaines ou satisfaisantes. Mais Rothmann, qui a sévèrement critiqué les observations d'Ullrich, déclare avoir constaté ce fait que le sang saturé de protoxyde d'azote possède exactement le même spectre que le sang oxyhémoglobique. Si cela est vrai, c'est là un avantage incontestable, puisque l'hémoglobine peut continuer à remplir ses fonctions en dépit de la présence du gaz dans la circulation et puisque aucun préjudice ne résulte à ce point de vue de l'action prolongée de l'anesthésique. En suspendant l'inhalation, le processus d'oxydation se trouve immédiatement rétabli par l'entrée de l'air dans l'appareil respiratoire.

Examinés au microscope, les globules rouges ne montrent d'autre part aucune altération.

Ceux de la grenouille examinés en circulation dans les vaisseaux ont paru légèrement aplatis.

Des analyses du sang ont été faites par Jolyet et Blanche sur chiens soumis au protoxyde d'azote. Voici une table donnant en centièmes les volumes des gaz.

	RESPIRATION dans l'air.	RESPIRATION dans le protoxyde d'azote.		
	—	105 secondes.	3 minutes.	4 minutes.
Acide carbonique.	48.8	37.0	36.6	34.0
Oxygène	21.0	5.2	3.3	0.05
Azote.	2.0	0.6	0.0	0.0
Protoxyde d'azote.	0.0	28.1	34.6	37.0

Cette table montre :

1° Que la quantité d'acide carbonique diminue lentement dans le sang à mesure que l'inhalation marche ;

2° Que l'oxygène est rapidement réduit à de simples traces.

3° Que le protoxyde d'azote croît graduellement en quantité, prenant la place des autres gaz, surtout de l'oxygène.

Ces modifications qui surviennent dans la proportion des gaz dissous dans le sang sont corrélatives de celles qu'on observe dans l'air expiré, ainsi qu'il résulte du tableau reproduit dans les pages suivantes. L'acide carbonique diminue, en effet, dans l'air expiré chez le patient soumis aux inhalations de protoxyde. Cette diminution ne tient donc pas à ce que l'acide carbonique est retenu dans le sang, puisque l'analyse précédente nous en montre, au contraire, une diminution qui doit très probablement être rapportée à une diminution de la production de ce gaz dans les tissus. Et, en effet, pour que l'acide carbonique puisse se produire, il faut que l'hémoglobine du sang ait à sa disposition une certaine quantité d'oxygène. Or, l'oxygène dans le cas qui nous occupe est remplacé par le protoxyde qui ne subit aucune modification dans le sang et ne cède nullement son oxygène. Il semble donc bien probable que pendant l'inhalation de protoxyde, les oxydations tendent à se suspendre dans les tissus.

Ces analyses du sang sont combinées par celles que l'on a faites de l'air expiré pendant que l'organisme est soumis à l'influence du protoxyde.

On a, en effet, cherché à savoir ce que deviennent les échanges gazeux pendant les inhalations par le protoxyde. Dans les conditions normales, on sait que l'air expiré contient de la vapeur d'eau, de l'acide carbonique et moins d'oxygène que l'air inspiré.

Les difficultés sont grandes lorsqu'il s'agit d'analyser l'air expiré d'un patient soumis aux inhalations de protoxyde, puis il est difficile, d'un autre côté, de débarrasser, avant l'expérience, la trachée et les bronches de l'air qu'elles renferment.

Cependant on doit au professeur Frankland quelques analyses sur l'air expiré pendant l'anesthésie.

Ces analyses, faites en 1869, ont été publiées dans le *St-Bartholomew's Hospital Report*. En voici un exemple :

GAZ.	Avant l'inspiration.	Après la première expiration.	Après la troisième expiration.
Acide carbonique. .	0.103	3.187	2.346
Oxygène.	1.540	2.700	1.621
Azote	6.160	17.054	17.100
Protoxyde d'azote. .	92.197	76.259	78.953

La première colonne donne la composition centésimale du gaz inspiré, la seconde et la troisième colonne donnent l'analyse du gaz après la première et la troisième expiration. L'analyse reproduite ne représente qu'une moyenne obtenue de plusieurs expériences faites cependant sur l'homme. Cette analyse montre que les gaz expirés tendent à avoir la même composition que ceux qui sont inspirés, sans qu'il se produise de décomposition. Ce résultat s'expliquerait par le fait du mélange de gaz et d'air dans l'arbre bronchique, par la diffusion de l'air résidual dans les vésicules et par le mélange qui résulte des échanges gazeux dans le sang. Le protoxyde d'azote se dissout dans le sang pour son propre compte, c'est un point que nous avons relevé à propos de son action su le sang. Mais, en raison de cette solubilité, on ne le retrouve qu'en plus petite quantité après quelques inhalations. L'acide carbonique exhalé diminue. Quant à la quantité d'azote, elle n'est pas influencée.

Amory avait également trouvé sur lui-même que l'acide carbonique exhalé sous l'influence de l'inhalation de protoxyde d'azote pur était réduit à la moitié de celui qu'on trouve après un même nombre de respirations à l'air libre, ce qni confirme les expériences de Coleman.

Pendant les quelques heures qui suivent l'inhalation de protoxyde, l'élimination de l'acide carbonique est plus considérable qu'à l'état ordinaire. C'est là un fait qui était facile à prévoir.

IV — ACTION SUR LES FONCTIONS CIRCULATOIRES

—

CŒUR

Les observations relatives à l'action du protoxyde d'azote sur la circulation sont loin d'être concordantes. En général, il se produit d'abord et dès le début une accélération du pouls qui perd un peu de sa force. Mais cette accélération sur laquelle beaucoup d'auteurs se sont apesantis, n'est-elle pas bien souvent émotionnelle? Dans beaucoup de cas au contraire nous n'avons pas observé cette accélération; bien plus, il nous a semblé parfois que le pouls devenait plus calme dès les premières inhalations. L'accélération jusqu'à 150 pulsations signalées par quelques auteurs nous paraît être absolument exceptionnelle. Lorsque chez l'animal on pousse l'inhalation du gaz pur jusqu'à ses dernières limites, les battements du cœur deviennent plus lents, puis intermittents et finissent par cesser complètement, mais avant que les battements cessent, la respiration s'est déjà arrêtée depuis quelques instants. Tant que les battements du cœur persistent, il est possible de rappeler l'animal à la vie par la respiration artificielle.

Les vaisseaux paraissent peu influencés par le protoxyde d'azote ; ceux de la périphérie se dilatent dans la dernière période de l'anesthésie, à l'exception de ceux des reins, de la rate (Buxton), qui se contractent. Il semble y avoir dans cette contraction des vaisseaux de l'aire splanchnique quelque chose de spécial que l'on n'observe pas dans l'asphyxie due simplement à la privation d'air respirable combinée à l'accumulation des produits de la respiration dans les poumons.

La dilatation périphérique a pour effet de ralentir le courant sanguin dans les capillaires et d'entraîner une certaine stase, mais cette congestion est entièrement secondaire et ne suffirait pas pour expliquer la cyanose ou la pâleur observée pendant l'inhalation.

PRESSION SANGUINE

On peut étudier les effets du protoxyde sur la

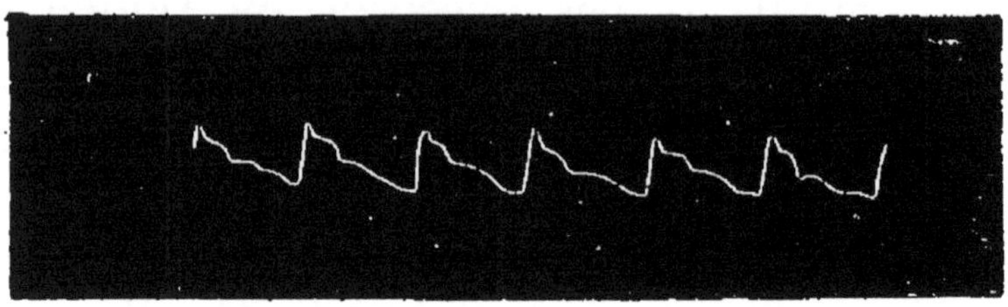

Fig. 1. — Tracé sphygmographique avant l'inhalation (Dudley-Buxton).

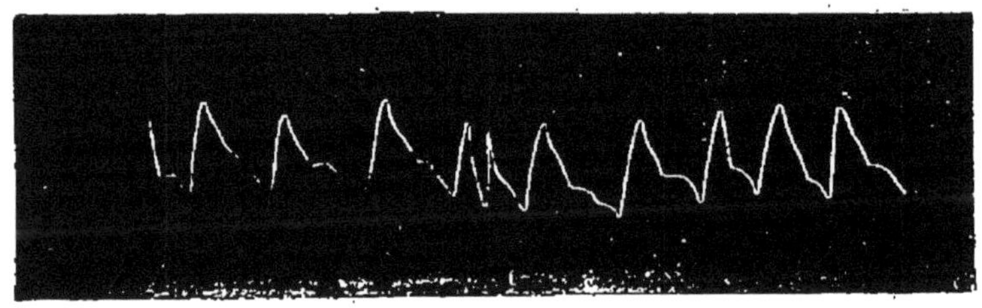

Fig. 2. — Même pouls montrant l'accélération et l'exagération du dicrotisme.

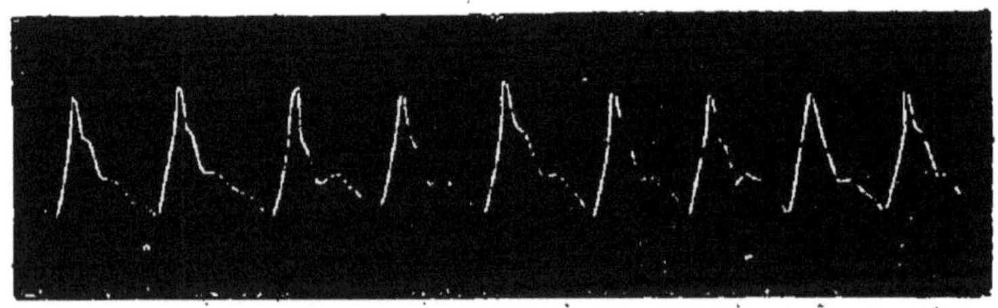

Fig. 3. — Même pouls au réveil, accroissement de la force des battements du cœur.

pression sanguine à l'aide des tracés sphygmographiques. En étudiant ces tracés, on voit que le sommet est plus aigu, la première onde est effacée, alors que le dicrotisme est exagéré ou en tout cas nettement marqué. Dans les phases avancées de l'anesthésie, l'ascension est brusque et l'onde dicrote très éloignée du sommet du tracé. Silk, en tenant compte de la dilatation vasculaire, conclut que la pression artérielle est abaissée. Dudley-Buxton, qui a étudié sur l'animal les modifications cardio-vasculaires sous l'influence du protoxyde, n'a noté aucun changement dans la pression artérielle pendant les premières phases, mais un abaissement léger lorsqu'on prolonge l'anesthésie. Après la cessation des inhalations, la pression sanguine remonte légèrement au-dessus de la normale par une série de courbes irrégulières. Cette élévation persisterait pendant quelque temps. Nous rappellerons encore quelques recherches récentes relatives à l'action sur la circulation.

Le Dr H. C. Wood, assisté du Dr David Cerna, de Philadelphie, a fait en 1890 quelques expériences relatives à l'action du protoxyde sur le pouls et la pression sanguine. Les auteurs distinguent d'ailleurs deux conditions, suivant que l'anesthésie est complète ou ne l'est pas. Comme signe de l'anesthésie complète, ils notent la perte du réflexe conjonctival. La durée entre le commencement de l'inhalation et l'anesthésie a varié de 55 secondes à 3 minutes 50 secondes. Dans tous les cas le nombre des pulsations s'abaisse d'abord légèrement pour tomber à la moitié du chiffre normal lorsque l'anesthésie dure déjà depuis quelques instants. Au contraire l'onde artérielle est considérablement accrue. Ce ralentissement des battements du cœur ne se produit plus lorsque, avant l'expérience, on sectionne les nerfs vagues. Le protoxyde d'azote semble donc ainsi agir sur le centre cardiaque inhibiteur pour l'exciter.

Étudiant l'influence des inhalations sur la pression sanguine, Wood montre par des tracés que la pression artérielle s'élève presque toujours après les inhalations ; mais cette augmentation de la pression est très variable en étendue et en rapidité. Parfois elle est brusque et atteint une hauteur excessive ; généralement cependant elle se produit lentement et atteint une hauteur modérée. Dans quelques cas l'élévation se produit longtemps avant l'abolition des réflexes de la cornée, tandis que parfois elle se montre après ce dernier phénomène. Dans tous les cas, si l'on continue l'inhalation, la pression sanguine finit par s'abaisser pour descendre jusqu'à zéro si l'on pousse l'expérience jusque dans ses dernières limites. Cependant la pression se maintient toujours élevée jusqu'après l'arrêt complet de la respiration, l'animal succombant par la respiration et non par le cœur.

La persistance de la circulation après l'arrêt de la respiration est un phénomène remarquable qui a une très grande importance dans la pratique. Le chloroforme tend à abolir la fonction cardiaque, l'éther a une action analogue lorsqu'on le donne à très haute dose, mais le protoxyde d'azote paraît plutôt stimuler plus ou moins indirectement le cœur et maintenir cette action alors que la fonction respiratoire paraît s'arrêter. Or, s'il est assez facile de ranimer cette fonction par la respiration artificielle, il est beaucoup plus difficile de rappeler le cœur à ses fonctions. C'est sans doute dans cette circonstance qu'il faut voir la raison de la rareté de la mort à la suite de l'anesthésie par le protoxyde d'azote.

En résumé les effets du gaz sur la circulation seraient les suivants : ralentissement du pouls suivi de l'accroissement de l'énergie de la contraction cardiaque, accroissement extrême de la force du pouls, puis, si l'on pousse l'inhalation jusqu'à ses dernières limites, arrêt de la respiration, accélération et faiblesse extrême du pouls, augmentation variable de la pression artérielle, puis après une période d'oscillations chute progressive de la pression sanguine jusqu'à zéro.

Pour Wood, la principale cause de l'élévation et de l'abaissement final de la pression réside dans une excitation, puis dans une paralysie vaso-motrice, alors que le ralentissement du pouls est dû à l'excitation de l'appareil d'inhibition.

Toutes ces modifications de la circulation sont-elles dues à une action directe ou indirecte du protoxyde ? Si l'on répète les mêmes expériences en ajoutant au protoxyde 10 pour

100 d'oxygène, et dans les conditions de la pression ordinaire, l'anesthésie ne se produit pas, et l'on ne voit pas non plus la pression sanguine s'élever; seule l'influence persiste sur le pouls, qui peut être encore ralenti. Cette influence sur le pouls est en somme des plus constantes; alors que la pression est très variable dans l'étendue de ses modifications, on pourrait penser que le protoxyde d'azote agit directement sur le cœur et le système nerveux, mais cet agent n'a d'influence directe ni sur les centres vaso-moteurs, ni sur l'écorce cérébrale.

Wood a étudié de même les modifications que produisent sur la circulation seule les inhalations d'azote pur. Or les résultats sont très analogues sous ce rapport à ceux qu'on obtient avec le protoxyde d'azote, mais se rapprochent plutôt de ceux que donne l'asphyxie mécanique, avec lesquels cependant ils ne peuvent être absolument identifiés. L'élévation de la pression sanguine est beaucoup plus marquée dans l'asphyxie qu'avec l'inhalation du protoxyde ou de l'azote. Les gaz que contient le sang diffèrent en quantité suivant que la respiration a été supprimée mécaniquement ou que l'animal a respiré un gaz inerte. Dans cette dernière circonstance le sang peut se débarrasser de son acide carbonique dont la production est cependant diminuée. Dans l'asphyxie mécanique, l'élimination de l'acide carbonique est impossible et le gaz s'accumule en quantités anormales dans le sang. Mais dans les deux modes d'asphyxie, l'oxygène du sang diminue. L'effet final est le même à quelques différences insignifiantes près.

V — ACTION SUR LE SYSTÈME NERVEUX

Le protoxyde d'azote produira sur le système nerveux central deux sortes de modifications, les unes somatiques, ou si l'on veut matérielles, les autres fonctionnelles.

Les premières ont été étudiées sur les animaux, par Amory et par Dudley-Buxton. Il résulte de leurs expériences que les pulsations cérébrales augmentent, puis diminuent de nombre, suivant en cela les modifications du rythme respiratoire. En second lieu la masse cérébro-spinale paraît augmenter de volume, ce qui semble dû à la dilatation des vaisseaux et au relâchement du courant sanguin.

Les modifications fonctionnelles sont plus intéressantes à connaître. Elles portent sur le cerveau et sur la moelle.

Du côté du cerveau, il se produit d'abord

une période d'excitation et d'hyperesthésie avec exagération de l'acuité auditive et visuelle, sorte d'ivresse agréable notée par tous les auteurs qui ont expérimenté le protoxyde d'azote sur eux-mêmes. Les patients ont une certaine exaltation cérébrale qui va jusqu'à la production de rêves agréables ou pénibles, et qui se traduit parfois par une certaine agitation musculaire. Cette période d'excitation, très courte, nulle le plus souvent, est très marquée chez les sujets nerveux, impressionnables, hystériques, mais surtout chez les alcooliques, qui exigent une plus grande quantité de gaz pour arriver à l'anesthésie, et qui parfois sont rebelles à cette dernière. Après cette période, la période anesthésique survient graduellement, elle se manifeste par la résolution musculaire, la suppression de la sensibilité spéciale et de la sensibilité à la douleur. Si l'on pousse l'inhalation jusqu'à l'asphyxie, il se produit alors une parésie des centres bulbaires qui président à la respiration et à la circulation. Comme nous l'avons vu, c'est l'action cardiaque qui subsiste le plus longtemps.

D'une façon générale, l'action sur la moelle se distingue en deux périodes, l'une d'excitation, l'autre d'abolition fonctionnelle pour certaines fonctions médullaires. La moelle n'est pas atteinte dans son fonctionnement propre. Jamais on n'observe de défécation ou d'émission involontaire des urines, faits qui pourraient résulter de l'abolition fonctionnelle de certains centres.

Au contraire, elle se trouve atteinte comme centre des actions réflexes. Les réflexes cutanés ou superficiels, celui de la conjonctive notamment, sont abolis à l'approche de la période anesthésique. En général les réflexes tendineux persistent, parfois même ils sont exagérés. On peut ainsi expliquer par l'exagération des réflexes profonds le tremblement, les contractions ou les raideurs qui se manifestent chez quelques patients dans divers groupes musculaires.

Parmi les phénomènes dont la description trouve place dans ce chapitre, nous signalerons la dilatation de la pupille qui se produit parfois pendant la période d'anesthésie. Cette dilatation peut être due, dans les conditions ordinaires, à trois causes : à la paralysie du nerf moteur oculaire commun avec paralysie des fibres musculaires circulaires de l'iris, à l'excitation du grand sympathique, qui exagère l'action des fibres radiées, enfin à l'action d'un centre médullaire spécial qui préside à la dilatation. Dans le cas qui nous occupe, le mécanisme de la dilatation est très variable ; ce phénomène peut être associé à des contractions et à la raideur musculaire, peut-être pourrait-on l'expliquer alors par un spasme musculaire. Mais plus souvent la dilatation pupillaire est associée à un trouble du centre vaso-moteur, et si elle se montre brusquement on doit redouter une syncope.

VI — ACTION SUR D'AUTRES FONCTIONS

Nous signalerons encore en quelques mots les modifications que paraît apporter le protoxyde d'azote dans quelques fonctions, mais on a peu de renseignements sur ces divers points.

On ignore les effets du protoxyde sur le foie et les reins, et l'on peut dire que ces effets sont nuls ou bien faibles, si tant est qu'ils existent. Il y a quelques années déjà, Laffont a signalé la glycosurie qui suivrait l'administration du protoxyde d'azote ; or nous n'avons jamais rien constaté de semblable. Il est vrai que l'anesthésie portée seulement à un degré léger, mais suffisant que nous avons vu employer, n'a rien de commun avec l'asphyxie produite concurremment dans les expériences sur les animaux. A cette époque (janvier 1886) Paul Bert avait fait justice de ces exagérations, et citait l'exemple d'un vieillard de soixante-seize ans qui, pour échapper à des douleurs hépatiques extrêmement vives, s'était fait anesthésier cinq jours de suite pendant quatre à sept heures, sans éprouver autre chose que quelques troubles cérébraux. De son avis même, l'anesthésie par le protoxyde pur, sans mélange, faite convenablement, ne pouvait entraîner aucun malaise.

On a noté quelquefois, mais dans des cas en somme fort rares, des nausées et des vomissements qui ne peuvent survenir d'ailleurs que si le patient se fait anesthésier en quelque sorte en sortant de table. Ces vomissements paraissent d'origine purement réflexe, et sont dus à l'excitation de la base de la langue par l'introduction du doigt ou des instruments.

Pour les éviter, le plus simple serait de conseiller au patient, facilement accessible à ce genre d'accident, d'attendre deux ou trois heures après le repas. Mais, il faut bien le dire, cet accident est excessivement rare et de cause simplement mécanique.

Les borborygmes des dérangements intestinaux qui peuvent survenir relèvent de l'état nerveux, émotif de la personne en attente d'une anesthésie. Il n'y a rien de spécial à en dire.

En résumé, si l'on élimine les phénomènes de nature asphyxique qui sont associés aux inhalations prolongées de protoxyde d'azote, on voit que les actions physiologiques sont assez simples. Il suffit pour s'en rendre compte d'examiner ce qui se passe lorsqu'on fait respirer un mélange d'oxygène et de protoxyde, même sans augmenter la pression ambiante. Voici comment Doderlein décrit le phénomène observé sur lui-même. Après deux ou trois aspirations profondes pour introduire dans les poumons la plus grande quantité de gaz possible, il éprouva une sensation indéfinissable de fourmillement partant de la tête et se répandant sur tout le corps. L'acuité visuelle semblait diminuer, mais il pouvait cependant reconnaître facilement les objets et les mouvements des personnes qui l'entouraient. Après plusieurs autres inspirations, il ressentit des battements dans la tête et un état de paresse, d'engourdissement de tout le corps contrastant d'une façon curieuse avec une activité cérébrale remarquable. Le pincement énergique de la main fut perçu comme tel, sans que cependant la sensation allât jusqu'à la douleur intense. A ce moment même la douleur lui parut indifférente, et il ne fit aucun effort pour s'y soustraire.

Plus tard encore il ne sentit plus rien. Les membres étaient dans la résolution complète, mais par un effort de la volonté il pouvait encore se soulever et faire quelque mouvement. Il avait conservé sa connaissance, mais il aurait cependant pu facilement s'endormir.

Les inhalations cessèrent, et pendant 6 à 8 respirations il resta encore en résolution, après quoi il put se lever, ne conservant aucun sentiment de fatigue ni de pesanteur. Jamais il n'éprouva de douleurs de tête.

L'anesthésie par le protoxyde d'azote additionné d'air a été très souvent employée chez les parturientes en Allemagne. Les contractions utérines deviennent alors indolores, et en général on note la perte de connaissance. Dans ces circonstances le forceps a été appliqué sans douleur. Mais l'anesthésie ne paraît cependant pas être assez profonde pour que les extractions dentaires ou les incisions du sein puissent être absolument indolores. La durée des inhalations nécessaires pour amener cet état hypesthésique a varié, suivant De Tena, de 75 à 300 secondes, et l'anesthésie après l'enlèvement du masque jusqu'au réveil complet a duré en moyenne 25 secondes.

Lorsqu'un animal est placé dans un mélange d'air et de protoxyde d'azote, les respirations deviennent plus lentes ; sur un chien leur nombre est descendu de 32 à 16.

La pression sanguine n'est pas modifiée. Lorsque l'animal avait respiré le mélange pendant longtemps, la pression s'abaissait légèrement et le pouls se ralentissait un peu. Mais ces phénomènes paraissaient plutôt dépendre de l'état de repos dans lequel se trouvait l'animal.

Les phénomènes qui se passent pendant les

inhalations de protoxyde et d'oxygène sous pression sont essentiellement les mêmes. Il faut cependant dire que l'anesthésie est plus complète et que la sensibilité est complètement supprimée. « En se plaçant dans ces conditions, dit Paul Bert, l'animal sur lequel on opère tombe bientôt dans le sommeil et dans l'anesthésie la plus profonde. Tout l'appareil de la vie de relation est pour ainsi dire annihilé, mais l'appareil sympathique demeure intact : le cœur et la respiration ne sont aucunement influencés par le protoxyde d'azote, et, grâce à cette heureuse circonstance, si la quantité du mélange gazeux que respire l'animal est suffisante, on peut conserver cet animal dans l'anesthésie la plus absolue pendant des heures entières. »

VII — LÉSIONS EXPÉRIMENTALES

Voici en résumé les lésions que l'on trouve chez les animaux qui ont succombé par suite du séjour prolongé dans une atmosphère de protoxyde d'azote pur. Les poumons sont d'une coloration rouge clair ou rosée, modérément crépitants ; leurs faces postérieures montrent quelques taches ecchymotiques sous-pleurales de dimensions variables, mais bien délimitées et en général circulaires. Les incisions que l'on pratique sur l'organe laissent sourdre du sang mélangé à des bulles abondantes que l'on rencontre également dans le mucus qui remplit les bronchioles. Les cavités droites du cœur et toutes les veines sont extrêmement distendues, tandis que les cavités gauches et le système artériel sont presque vides. Le sang est liquide et absolument noir dans les veines et les artères. Ce sont en résumé les caractères nécropsiques de l'asphyxie. Si l'animal soumis à l'action exclusive et prolongée du protoxyde d'azote a pu par une disposition spéciale de l'expérience, se débarrasser des produits respiratoires, c'est-à-dire de l'acide carbonique, on retrouve plutôt les caractères de la syncope, le cœur est arrêté en systole et toutes les artères sont vides. Quelle que soit la manière dont succombe l'animal, on ne constate jamais aucune lésion spéciale pouvant être pathognomonique d'une intoxication par le protoxyde d'azote.

CHAPITRE IV

MODE D'ACTION

DU PROTOXYDE D'AZOTE

Nous avons, dans le chapitre précédent, examiné avec quelques détails les actions physiologiques du protoxyde d'azote sur les divers appareils; ces actions nous ont expliqué les phénomènes subjectifs variés qui se produisent pendant l'administration du gaz. Il nous reste à examiner l'action principale du protoxyde ou mieux son mode d'action. Ce gaz possède-t-il réellement des propriétés anesthésiques, ou l'anesthésie qu'il procure n'est-elle pas sous la dépendance d'un phénomène souvent concomitant, qui est un commencement d'asphyxie ? Les expériences physiologiques que nous avons relatées montrent que le protoxyde d'azote procure bien l'anesthésie par lui-même, même lorsqu'on emploie ce gaz sans la pression, comme le faisait Paul Bert et en dehors de tout phénomène asphyxique. En réalité l'anesthésie débute avant l'apparition de toute cyanose, et cette anesthésie, légère si l'on veut, est bien suffisante pour permettre les opérations de très courte durée. D'ailleurs les expériences de Paul Bert démontrent d'une façon irréfutable cette propriété anesthésique. Rien n'est plus inexact que de répéter avec Jolyet et Blanche, Duret et d'autres que l'anesthésie protoxydée est une conséquence de l'asphyxie. Goltstein avait déjà été amené à constater la propriété anesthésique du protoxyde, lorsqu'il faisait respirer aux animaux un mélange d'oxygène et de protoxyde dans lequel ces animaux pouvaient vivre jusqu'au moment où la proportion d'oxygène n'était plus que de 3 pour 100. Les phénomènes ne sont plus les mêmes, d'autre part, lorsqu'on plonge les animaux dans du protoxyde pur d'une part et de l'autre dans un gaz irrespirable. Dans les deux cas l'asphyxie finit par se produire, mais la sensibilité et les actions réflexes disparaissent assez vite avec le protoxyde. Donc ce gaz possède bien à lui en propre une action anesthésique.

On a beaucoup discuté également sur le mécanisme de cette action anesthésique. On admet généralement aujourd'hui que le gaz dissous dans le plasma sanguin va impressionner les éléments nerveux de l'encéphale et de la moelle. Ce que nous savons des analyses sur les gaz du sang et des expériences physiologiques détruit l'hypothèse qui attribuait l'anesthésie à l'azote du protoxyde après que ce dernier s'était décomposé dans le sang ou les tissus en oxygène ou en azote. En réalité le protoxyde d'azote ne se décompose absolument pas, et Goltstein, qui avait cherché si une petite portion de protoxyde inhalé ne pouvait pas céder son oxygène aux tissus, n'est arrivé qu'à des résultats négatifs ou en tout cas nullement démonstratifs.

Au total les phénomènes observés pendant l'anesthésie sont complexes; les uns, la perte de connaissance et l'insensibilité, tiennent à l'action du protoxyde; quant à la cyanose qui se produit lorsqu'on prolonge les inhalations, elle tient évidemment à un commencement d'asphyxie. Paul Bert avait parfaitement fait le partage des deux ordres de phénomènes et en avait déduit qu'il n'était pas possible d'obtenir une anesthésie durable, prolongée sans que l'asphyxie intervînt en même temps. Il avait d'abord appris par les expériences que l'anesthésie ne se produit que si 100 volumes de sang artériel renferment 45 volumes de protoxyde d'azote, et que si l'on cherche à obtenir une proportion supérieure toutes les conséquences de l'arrêt des oxydations dans les tissus apparaissent.

Cette impossibilité d'employer le protoxyde d'azote pur pour des opérations de longue durée l'a conduit à imaginer la méthode de l'administration de ce gaz sous pression, en partant de ce principe que l'action des gaz sur l'être vivant est réglée par leur tension partielle. Nous allons donc résumer ici la méthode de Paul Bert, car nous croyons qu'elle fera comprendre l'action du protoxyde, mais nous ferons en même temps remarquer qu'elle s'applique seulement aux cas dans lesquels on veut obtenir une anesthésie d'une demi-heure, une heure ou plus. « Si, dit-il, on a dans un sac, à la pression ordinaire, du protoxyde d'azote pur, ce gaz est à la tension 100. Mais si ce sac est renfermé dans une cloche, à la pression de deux atmosphères, la tension du gaz sera 200. Et si ce sac, au lieu de renfermer 100 pour 100 de protoxyde d'azote, c'est-à-dire de gaz à l'état de pureté parfaite, n'en renferme que 50 pour 100, dans la cloche la tension de ces 50 pour 100 de protoxyde sera juste égale à 100, c'est-à-dire que la quantité de protoxyde d'azote sera exactement celle qui est nécessaire pour amener l'anesthésie. Les autres 50 pour 100 pourront donc être occupés par un autre gaz propre à entretenir la vie, par l'oxygène, et il sera dès lors facile de pratiquer des opérations de longue durée. »

Tel est le principe de la méthode ; mais les chiffres indiqués ne donnent pas les proportions exactes du mélange d'oxygène et de protoxyde à employer. L'air ne renferme que 21 et non 50 pour 100 d'oxygène. La pression extérieure pourra ramener à la tension 100 le protoxyde d'azote que contient le mélange de ce gaz et d'oxygène, ce que l'on obtient en le plaçant dans une cloche semblable à celle qu'on emploie dans les établissements d'aérothérapie.

« Il reste maintenant à déterminer les proportions du mélange de protoxyde d'azote et d'oxygène, et à chercher sous quelle pression il faut se mettre pour que le protoxyde d'azote soit à la tension de 100, c'est-à-dire pour que chez l'individu qui respire ce mélange, 100 volumes de sang renferment exactement 45 volumes de protoxyde d'azote.

« Supposons un mélange de 86 volumes de protoxyde d'azote et de 15 volumes d'oxygène. A la pression ordinaire, la tension du protoxyde est 85. Il faut qu'elle devienne 100 ; cela ne pourra avoir lieu qu'à la pression x. On a donc l'équation, en supposant la pression barométrique à 76 centimètres :

$$85 \times \frac{x}{76} = 100$$

d'où

$$x = \frac{7600}{85} = 89,5$$

« Il faudra donc une pression totale de 89,5 centimètres, c'est-à-dire une surpression de 13,5 centimètres de mercure, pour que la tension du protoxyde d'azote du mélange soit égale à 100.

« Si dès lors, on se place dans une chambre métallique dont la paroi puissent supporter, au minimum, une pression de 14 centimètres de mercure, on obtiendra l'anesthésie sans asphyxie en faisant respirer au patient un mélange de 85 parties de protoxyde d'azote, et de 15 parties d'oxygène.

« En se plaçant dans les conditions indiquées tout à l'heure, l'animal sur lequel on opère tombe bientôt dans le sommeil et dans l'anesthésie la plus profonde. Tout l'appareil de la vie de relation est pour ainsi dire annihilé, mais l'appareil sympathique demeure intact : le cœur et la respiration ne sont aucunement influencés par le protoxyde d'azote, et, grâce à cette heureuse circonstance, si la quantité du mélange gazeux que respire l'animal est suffisante, on peut conserver cet animal dans l'anesthésie la plus absolue pendant des heures entières. »

Toutes les inductions de Paul Bert ont été vérifiées. Au bout d'une ou de deux minutes, l'animal est dans la résolution musculaire complète, les pupilles sont dilatées, les réflexes de la cornée et de la conjonctive sont abolis, le pincement des nerfs reste sans effet. Le cœur continue de battre comme avant, le sang conserve sa couleur normale, et pour faire cesser l'anesthésie, il suffit de laisser l'animal respirer à l'air libre pendant quelques secondes.

Les applications ont été faites de la méthode de Paul Bert à la grande chirurgie avec un plein succès.

Mais il y a à cette manière de faire une grande difficulté, c'est l'appareil instrumental dont vraiment on n'a que faire lorsqu'on ne recherche qu'une anesthésie de très courte durée. Or, en chirurgie dentaire et en général dans tous les cas où l'on ne recherche l'anesthésie que pour quelques secondes, voire deux ou trois minutes, il est infiniment préférable d'avoir recours au protoxyde d'azote pur. En fait, l'asphyxie n'a pas le temps de se produire. Dès que le patient a pris les premières inhalations il tombe dans une sorte d'ivresse avec sensation agréable d'allègement, il perd la notion de tout point d'appui et semble pendant ce temps comme transporté en ballon (Dastre). Dès ce moment la résolution arrive avant même que la face prenne cet aspect livide, cyanosé, boursouflé, qui effraye lorsqu'on pousse plus loin les inhalations. Or, à ce moment même l'anesthésie est suffisante pour supprimer complètement la douleur. Nous accordons que l'intervalle qui sépare le début de l'anesthésie du début de l'asphyxie est très court, encore est-il parfaitement saisissable et le degré d'anesthésie est-il parfaitement suffisant à ce moment.

De plus, comme le fait remarquer le professeur Dastre, l'analgésie persiste encore quelques minutes après le retour de l'intelligence, ce qui est une circonstance favorable pour atténuer la douleur consécutive à une petite opération.

Enfin l'action du protoxyde d'azote est très fugace, le retour de la sensibilité, de la volonté, de l'intelligence, se fait en quelques secondes après l'enlèvement du masque. C'est dire que ce gaz n'exerce sur les tissus, notamment sur le système nerveux, qu'une action très superficielle. La pratique dentaire, qui l'a utilisé plus souvent que la chirurgie générale ne l'a fait des autres anesthésiques, a prouvé son innocuité. C'est là un point sur lequel nous aurons encore à insister.

Si nous voulons résumer le mode d'action du protoxyde et en déduire des indications pour la pratique, nous dirons : que ce gaz possède certainement des propriétés anesthésiques ; que ces propriétés pour se manifester exigent que le gaz pénètre dans le sang en grandes quantités ; que, si l'on n'a besoin que d'une courte anesthésie, il est préférable de donner le gaz pur sans mélange, et que la privation d'oxygène ou d'air qui a lieu pendant les quelques dernières secondes nécessaires pour que le protoxyde produise l'anesthésie est absolument inoffensive.

Enfin, il est inutile de prolonger les inhalations jusqu'à la cyanose avérée, attendu qu'un degré d'anesthésie très suffisant arrive bien avant ce phénomène.

CHAPITRE V

APPAREILS NÉCESSAIRES

POUR L'ADMINISTRATION

DU PROTOXYDE D'AZOTE

Comme nous l'avons vu précédemment, le procédé le plus usité pour se procurer le protoxyde d'azote consiste à décomposer l'azotate d'ammoniaque par la chaleur. On fait passer ce gaz dégagé dans des flacons laveurs avant de le recueillir dans un réservoir d'où on le tire pour l'utiliser.

Dans le début, les premiers opérateurs se servirent comme réservoirs de ballons de gaze que l'on gonflait de protoxyde. A ce réservoir primitif se trouvait adapté le masque dans lequel le patient respirait. Plus tard, le ballon d'étoffe ou de caoutchouc fut remplacé par un gazomètre placé dans une chambre voisine du lieu de l'opération. Un tube traversant la cloison amène le gaz nécessaire à l'anesthésie.

A une époque plus rapprochée on a cherché à rendre le protoxyde d'azote portatif en le conservant dans les bouteilles métalliques, ce qui permettait de pouvoir transporter plusieurs centaines de litres dans un appareil peu encombrant.

Tel sont les appareils nécessaires dont nous allons examiner plus en détail les dispositions.

Tous les préliminaires de l'anesthésie doivent être réglés avant l'entrée du patient dans le cabinet d'opération, de manière qu'il n'y ait aucune perte de temps et que la vue des appareils ou les préparatifs n'aient pas le temps d'agir sur l'état nerveux du patient.

Le réservoir de gaz peut être soit un gazomètre, soit des bouteilles de fer ou d'acier dans lesquelles le gaz se trouve condensé par la pression à l'état liquide. Ces bouteilles ont des dimensions variables qui correspondent à une contenance de gaz plus ou moins grande. Le goulot de la bouteille présente deux orifices, l'un transversal (*c*) auquel se trouve adapté par une pièce métallique un tube qui conduit le gaz, soit dans le gazomètre, soit au masque, pourvu dans ce cas d'un ballon pour l'inhalation directe; l'autre orifice (*b*) situé à l'extrémité du goulot est fermé par une vis que l'on actionne au moyen d'une clef (A).

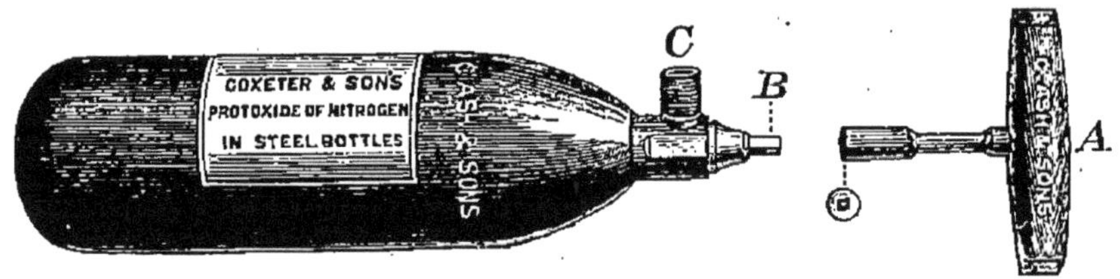

En dévissant suffisamment cette vis, on ouvre la conduite latérale *c* par lequelle le gaz s'échappe en liberté. La clef qui permet d'ouvrir la vis est parfois remplacée par un simple levier, sorte de pédale sur laquelle on peut agir avec le pied lorsque les bouteilles sont simplement posées sur le sol. Chaque bouteille doit porter une étiquette indiquant la tare de la bouteille vide, de manière que l'on puisse à chaque instant savoir la quantité de gaz que l'on a à sa disposition. Le calcul des litres de gaz est facile à faire sachant que 9 grammes de liquide correspondent à 5 litres de gaz.

Si l'on a recours à ces appareils, il est bon d'en avoir toujours deux à sa disposition, l'un en usage, l'autre en cas d'accident, de non fonctionnement ou d'épuisement de la réserve.

Certains dangers peuvent résulter uniquement de la force expansive du gaz condensé sous forme liquide. Il est donc bon de se servir de ces bouteilles en observant certaines précautions. C'est ainsi qu'on évitera de les placer dans l'eau chaude ou près du feu. Lorsqu'on ouvre la vis pour laisser échapper le gaz et même un certain temps après cette opération, on évitera de toucher directement ces engins. L'évaporation rapide d'une certaine quantité de protoxyde liquide produit une absorption de chaleur et un refroidissement tel que le contact du métal pourrait produire sur les doigts de véritables brûlures.

Les bouteilles ne doivent pas être remplies complètement, le remplissage complet ayant l'inconvénient de donner un jet de gaz très irrégulier. Il pourrait dans ce cas arriver que le protoxyde fût lancé à l'état liquide dans les tubes de dégagement, puis que les particules venant à s'évaporer augmentassent la tension du gaz au point d'amener une explosion.

Le gaz contenu dans ces récipients d'acier peut être administré au patient par l'intermédiaire d'un appareil construit dans ce but (tube, ballon et masque), ou bien on s'en sert pour remplir le gazomètre dans lequel on puise le gaz nécessaire à l'anesthésie. Ce gazomètre est analogue à ceux qui servent pour le gaz d'éclairage mais de dimensions beaucoup plus petites; c'est un réservoir métallique cylindrique qui plonge en l'emboitant dans un bassin également cylindrique rempli d'eau; un contrepoids lui fait équilibre.

On remplit le gazomètre soit avec le gaz liquide tout préparé, soit au moyen de l'azotate d'ammoniaque que l'on décompose par la chaleur. Au gazomètre se trouve adapté le tube qui doit amener le gaz au masque ou appareil inhalateur.

Autant que possible le gazomètre doit être fixé dans un endroit d'une manière inamovible;

il devra toujours être dissimulé à la vue du patient. Enfin, il est bon d'adapter au réservoir un compteur destiné à faire connaître approximativement la quantité de gaz en réserve.

A notre avis l'emploi du gazomètre offre de grands avantages pratiques. Le gaz qu'il fournit s'échappe sous une pression mesurée et constante à travers ces tubes de communication jusqu'au masque. En outre, on s'expose à des pertes de gaz moins grandes qu'en se servant des bouteilles pour l'administration directe du protoxyde. D'un autre côté, le gazomètre a contre lui son prix coûteux et l'encombrement qu'il entraîne.

La méthode d'administration directe est d'un usage assez fréquent en Angleterre et en Amérique. On fabrique aujourd'hui des siphons d'acier très résistants et dont le poids n'est pas trop considérable. La clef qui sert à ouvrir le petit réservoir est maniée soit à la main par un assistant, soit avec le pied par l'opérateur lorsque l'appareil est disposé dans ce but. On a construit pour la pratique des siphons qui sont employés droits ou couchés. Dans ce dernier cas, on doit

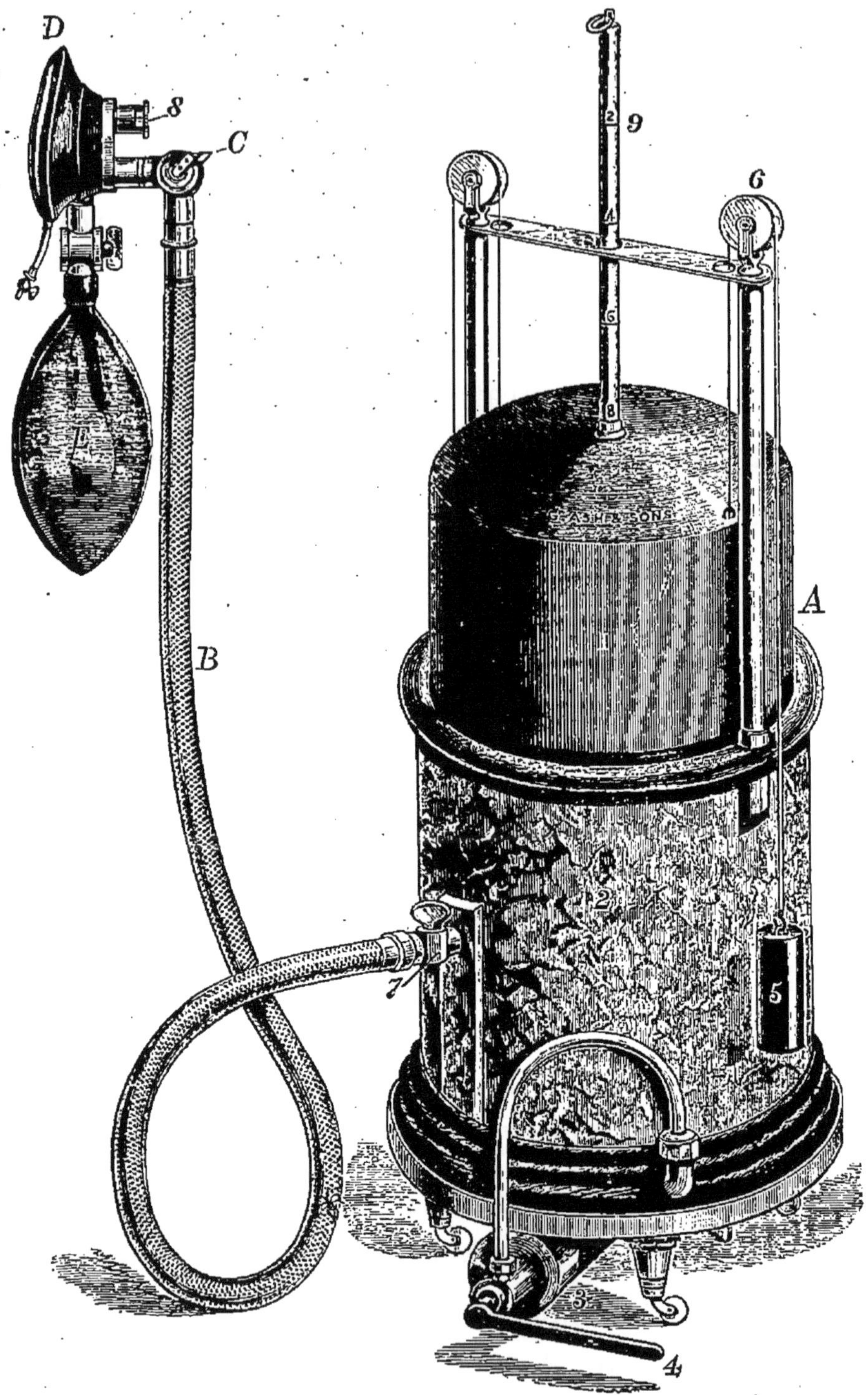

Gazomètre pour les inhalations de protoxyde d'azote muni de son tube de dégagement et du masque.

leur donner une certaine inclinaison qui permette au liquide de rester toujours à distance des tubes de sortie. Quelle que soit la méthode que l'on se décide à employer, on doit se familiariser avec tous les détails techniques, sous peine de s'exposer à des bévues.

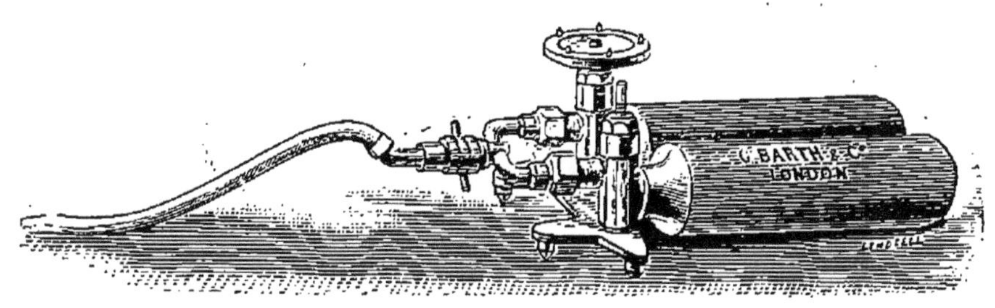

Pour amener le gaz à l'appareil inhalateur, on adapte à l'orifice de sortie du gazomètre un tube de caoutchouc suffisamment épais et flexible, de 2 à 3 centimètres de diamètre et de la longueur nécessaire pour franchir la distance qui sépare le gazomètre du visage du patient.

L'extrémité libre du tube de caoutchouc porte une armature métallique constituée par un tube métallique coudé à angle droit. Sur l'angle se trouve adapté un robinet à double effet. Dans une première position le tube qui amène le gaz du réservoir est fermé et la communication se fait seulement avec l'air, dans la seconde position toute issue du côté de l'air

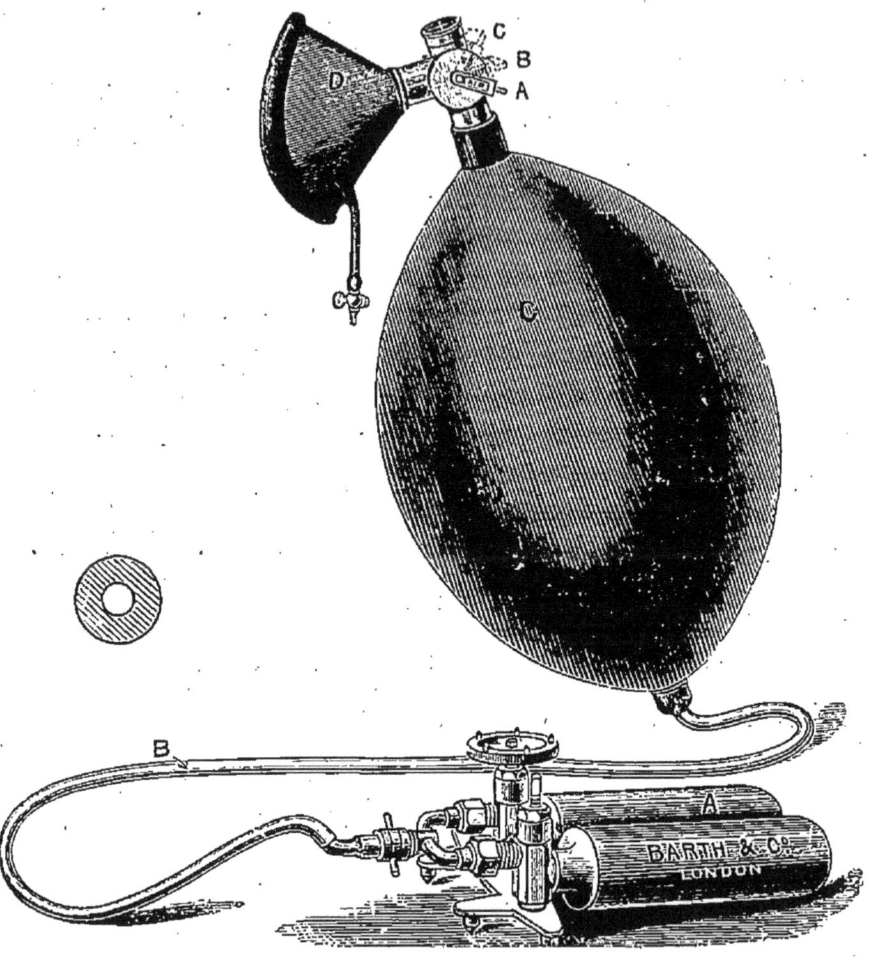

Appareil pour l'administration directe.

est fermée et la communication se fait avec le gazomètre. L'autre branche du tube métallique est fixée au tube correspondant au masque.

Dans le cas où l'on tire directement des bouteilles le gaz nécessaire à l'anesthésie on adopte la disposition suivante :

On visse d'abord sur le tube de sortie du siphon une pièce métallique à laquelle on adapte le tube en caoutchouc. Ce dernier doit être solide, à parois épaisses, de 2 à 3 mètres de long. L'autre extrémité est fixée à un sac, réservoir d'une contenance de 10 litres environ. Ce sac est fixé d'une part au tube de dégagement du gaz, de l'autre à la pièce métallique coudée portant un robinet et terminée par le masque. Toutes les parties doivent être d'une propreté minutieuse, et l'on doit souvent vérifier leur bon état, la moindre fissure entraînant l'entrée de l'air et son mélange avec le gaz.

MASQUE

Une des parties les plus importantes de l'appareil est le masque au moyen duquel le patient aspire le gaz. Cette pièce a une forme assez variable; elle peut être faite en caoutchouc, en cuir, en métal mince recouvert de cuir, en caoutchouc durci. Sa forme est celle d'un cornet plus ou moins conique. Le rebord circulaire libre en rapport avec le visage du patient doit être garni d'une sorte de tube creux toujours tendu par l'air que l'on insuffle au moyen d'un

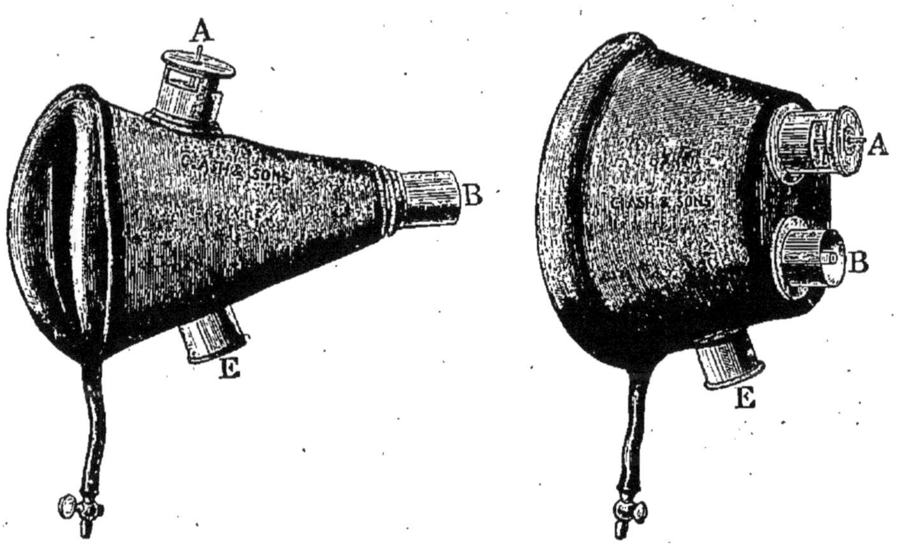

robinet. Cette disposition a pour but de maintenir le masque en contact avec la peau sur tout le pourtour de son bord libre, afin qu'aucune trace d'air ne puisse pénétrer du dehors et être inhalée avec le protoxyde. De la manière plus ou moins parfaite dont le masque est confectionné, de son adaptation plus ou moins parfaite, dépend parfois le succès de l'anesthésie.

En Amérique on se sert souvent d'une simple embouchure que le patient tient entre ses dents et qui est garnie d'un rebord qui recouvre les lèvres. Cette disposition a été imaginée pour réduire au minimum la surface du visage recouverte par l'appareil. Dans ce cas, il est nécessaire de comprimer le nez avec les doigts ou avec une sorte de pince-nez pour empêcher le passage de l'air à travers les narines. Mais l'usage de cette embouchure ne paraît pas avoir généralement prévalu, car son application est incommode, parfois difficile, et il est mieux de se servir du masque qui enserre dans l'entonnoir à la fois le nez et la bouche.

Le masque le plus en usage est celui de Clover. Il est constitué par un cône tronqué, presque un cylindre aplati en métal et en cuir bouilli ou en caoutchouc durci pourvu d'une garniture de caoutchouc souple sur le bord libre, comme nous l'avons vu. Sur la petite base constituée par un plan résistant se trouvent insérés deux tubes dont l'un contient une petite soupape qui s'ouvre pendant l'expiration et se ferme sous l'action d'un léger ressort spécial à l'inspiration. Cette soupape doit être assez découverte pour être facilement visible afin qu'on en puisse toujours contrôler le fonctionnement. Sur l'autre tube par lequel arrive le protoxyde d'azote, on fixe le tube coudé qui porte le robinet à deux voies. Ce second tube fixé sur le masque est pourvu d'une soupape qui ne s'ouvre que pendant l'inspiration. Certains masques sont parfois pourvus d'un troisième tube inséré latéralement et sur la partie antérieure du masque. C'est à ce tube qu'on adapte un réservoir supplémentaire en caoutchouc de 3 à 5 litres de capacité. Un robinet bien hermétique interrompt ou rétablit la communication entre le masque et le sac. Si l'on ne se sert pas du sac, on le retire et l'on ferme le tube par un petit chapeau métallique fermant bien hermétiquement. Il n'est pas besoin de faire remarquer que la plus grande propreté doit présider à l'entretien et à l'usage de ce masque qui peut être accidentellement souillé par le sang, par la salive, etc. Dans ce cas il faudra laver l'intérieur avec une éponge douce trempée dans une solution de sublimé. On évitera d'employer des solutions antiseptiques d'une odeur désagréable.

Pour compléter la description des instruments, il nous resterait à mentionner encore certains appareils accessoires mais parfois indispensables.

C'est ainsi qu'on adapte au sortir du gazomètre un appareil qui n'est autre qu'un flacon laveur à travers l'eau duquel on fait barboter le gaz. L'usage de ce flacon a pour but de rendre plus régulière la sortie du gaz, surtout dans le cas où l'on se sert directement des siphons de protoxyde d'azote liquide. — Si l'on se sert du gazomètre, on a avantage à installer, comme l'a fait M. Duchesne, un appareil indicateur qui permet de se rendre compte de la quantité de gaz inhalée.

Dans le même cas encore on fait usage d'un petit appareil destiné à amortir le sifflement que produit le gaz en s'écoulant dans le ballon qui sert de réservoir.

Cet appareil consiste essentiellement en un tube métallique de 2 centimètres environ de diamètre et de 16 centimètres de long rempli de petits fragments de bouchon, d'éponge, de verre, etc. On le fixe d'un côté au tube de sortie du siphon, de l'autre au tube de caoutchouc qui conduit le gaz dans le ballon. Mais cet appareil n'a rien d'indispensable, et il est même bon de simplifier autant que possible les manipulations.

Pendant l'inhalation on place entre les dents, qui doivent rester écartées, des bouchons ou des écarteurs de forme variable. On évite de cette manière la perte de temps qui s'ensuivrait si l'on était obligé de vaincre le spasme des muscles des mâchoires après avoir enlevé le masque. C'est l'opérateur lui-même qui doit les choisir et les mettre en place avant l'inhalation. Comme nous l'avons dit, leurs formes sont très variées, mais quels que soient ceux que l'on adopte, ils doivent être suffisamment résistants, ils doivent se nettoyer facilement, et la surface en rapport avec les dents doit être garnie d'une plaque en caoutchouc.

Leurs dimensions doivent être aussi petites que possible pour ne pas gêner l'opérateur. Enfin il est bon d'attacher une forte ficelle autour de ces écarteurs. De simples bouchons de liège rendent d'excellents services.

On pourrait encore se munir d'écarteurs en forme de pince qui serviront à écarter les mâchoires si le bouchon vient à glisser ou, chez les enfants ou chez certains malades, lorsque l'application du bouchon est impossible avant l'inhalation.

On doit toujours avoir à sa disposition une pince à langue avec laquelle on puisse saisir cet organe et l'attirer en avant lorsqu'il y a lieu.

Des pinces laryngiennes ne sont pas inutiles pour saisir des corps étrangers ou des dents qui peuvent glisser accidentellement à la base de la langue dans le pharynx.

Des éponges fixées au bout d'un manche permettront d'éponger le sang qui, accumulé dans le pharynx, pourrait déterminer des symptômes pénibles, des accès de toux ou de suffocation.

CHAPITRE VI

ANESTHÉSIE

PAR LE PROTOXYDE D'AZOTE

I — CONSIDÉRATIONS GÉNÉRALES

On peut poser comme règle qui ne souffre pas d'exception que l'administration du protoxyde d'azote doit occuper l'attention d'une seule personne, de celle qui est chargée de l'anesthésie. Malgré l'innocuité presque absolue du protoxyde, l'anesthésie faite par une seule personne entraîne des risques faciles à comprendre, bien qu'infiniment plus rares qu'avec les autres agents. On sait déjà que le temps nécessaire pour obtenir l'anesthésie est très court, puisqu'il est évalué à une moyenne de 60 à 90 secondes, et d'un autre côté la durée est très courte, l'opérateur doit donc agir sans perdre de temps et se mettre en devoir d'opérer dès l'enlèvement du masque. Dans ces conditions, l'opérateur, préoccupé à la fois de l'anesthésie et de l'opération, donnera une quantité de gaz ou trop forte ou trop faible. Dans ce premier cas, il peut en résulter des effets fâcheux; dans le second cas, le but de l'anesthésie n'est pas atteint, et l'on rejette les inconvénients sur le protoxyde d'azote alors que ce gaz a été mal administré. C'est dans ces conditions qu'est survenu un cas d'asphyxie due à l'administration trop prolongée du gaz. L'opérateur ne s'était aperçu de l'accident qu'après l'extraction de la dernière dent, alors que le patient avait déjà succombé. La présence d'un aide aurait évité ce malheur.

Il n'est pas sans intérêt encore de signaler des inconvénients d'une autre nature qui résultent de l'administration des anesthésiques chez la femme. Pour peu qu'on ait l'habitude de l'anesthésie, on n'est pas longtemps à remarquer chez les femmes surtout une sorte de surexcitation sexuelle, ou tout au moins la production de rêvasseries plus ou moins érotiques dont l'opérateur a quelquefois fâcheusement éprouvé les conséquences. C'est pour les éviter et donner toute garantie possible qu'en Amérique la présence d'une troisième personne assistant à toute anesthésie a été rendue obligatoire par une loi.

Le médecin qui préside à l'anesthésie doit en outre être toujours prêt à parer au moindre accident et à surmonter tous les difficultés qui pourront se présenter.

Une autre question à se poser est celle-ci : Existe-t-il des cas dans lesquels l'inhalation est contre-indiquée ? On pourrait s'exposer à des méprises fâcheuses et même à des accidents graves si l'on voulait administrer le gaz à tout venant qui se présente pour une opération. Toutefois il ne faut rien exagérer. On a mis sur le compte du protoxyde d'azote des méfaits qu'il est absolument incapable de produire. Nous les signalerons lorsque nous parlerons des accidents et des contre-indications de ce genre d'anesthésie. Il nous suffira de dire pour l'instant que l'expérience clinique a parlé et que le jugement qui en résulte est pour ainsi dire sans appel, tant sont nombreux les cas d'anesthésie par le protoxyde. Ces cas se chiffrent par millions, sur lesquels il n'y a eu que très peu de cas mortels à déplorer. Il suffit de songer à l'usage qu'en ont fait les dentistes américains pour croire qu'on se trouve en présence d'un agent singulièrement inoffensif. Toutefois cette innocuité relative n'est pas une raison suffisante pour se départir d'une surveillance rigoureuse. Si le gaz a été pris sans danger par une foule d'individus atteints d'affections les plus diverses, le médecin doit apporter une prudence toute particulière lorsqu'il se trouvera en présence de certaines affections de l'appareil circulatoire ou respiratoire. A ce point de vue le médecin qui préside à l'anesthésie doit seul juger de l'aptitude du patient à prendre le gaz, et son devoir est d'opposer en conscience son veto si de son examen résulte quelque contre-indication.

II — PRÉPARATION DU PATIENT

L'anesthésie par le protoxyde d'azote, différant en cela de celle qu'on obtient par le chloroforme et l'éther, n'exige pas de préparation préalable. Le patient n'est pas obligé de se présenter à jeun, loin de là : le jeûne forcé en l'affaiblissant l'exposerait plutôt à la syncope. Mais il ne faut pas voir là non plus une raison pour donner le gaz immédiatement après un bon repas. L'inconvénient à la vérité ne serait pas grand, et le pis qu'il puisse arriver dans ces circonstances ce sont des vomissements alimentaires, dus plutôt à une sorte de congestion céphalique qu'au gaz même. W. Silk mentionne que les enfants et les femmes hystériques peuvent avoir des émissions involontaires d'urine : nous n'avons jamais rien observé de semblable.

Dans tous les cas, le patient doit se mettre entièrement à son aise, et surtout n'être gêné en quoi que ce soit à la ceinture et au cou, afin que les mouvements respiratoires aient toute leur liberté. Le col sera déboutonné, le corset desserré ; on s'assurera avant de soumettre le patient à l'anesthésie qu'il ne porte pas de pièce dentaire, auquel cas on devrait l'enlever afin qu'elle ne puisse gêner pendant l'opération. Il survient assez souvent, surtout chez les femmes, des phénomènes purement émotionnels dus à l'appréhension d'une opération ou de l'anesthésie, il en résulte une tendance à la faiblesse, voire à la syncope. Le mieux, dans ce cas, est de chercher à rassurer le patient. On évitera de lui donner de l'eau additionnée de cognac ou d'eau de mélisse pour réserver ce moyen après l'opération. On se contentera en cas de besoin d'avoir recours aux sels anglais. On réservera les stimulants et les alcooliques après le réveil. Mais le meilleur stimulant que puisse avoir un patient timoré ou craintif est la confiance que peut lui inspirer le médecin. On lui expliquera en peu de mots les sensations qu'il éprouvera sous l'influence du gaz, en lui faisant observer que l'opération sera terminée au bout de deux minutes de confiance, et cela sans aucun danger. Avec un peu d'habitude il est facile de voir au premier coup d'œil à quel genre de patient on a affaire, s'il s'agit d'un névropathe, d'une hystérique, d'un alcoolique, etc. Cependant cette manière de faire, nous le reconnaissons, n'est pas suffisante pour juger des contre-indications. Si le patient manifeste quelque crainte d'être endormi, on procède aussitôt à l'auscultation du cœur et des poumons. Cet examen fera connaître aussitôt la contre-indication s'il y en a, dans le cas contraire il aura l'avantage de rassurer le patient. Si ce dernier arrive plein de confiance, il est inutile de procéder à son examen, s'il a déjà usé antérieurement de ce mode d'anesthésie; dans le cas contraire, on procède à un examen très sommaire superficiel. Il suffit pour cela de tâter le pouls, dont les caractères diront déjà en partie ce qu'est le cœur, et de jeter un coup d'œil sur la poitrine pour juger de la régularité et de la profondeur de la respiration. Cet examen très rapide doit être fait pour ainsi dire à l'insu du patient; s'il donne des résultats douteux on procède alors à l'auscultation. Sir Joseph Lister, faisant allusion au chloroforme, est allé jusqu'à dire que cet examen est tout à fait inutile, et ne sert qu'à alarmer le patient en éveillant dans son esprit l'idée d'un danger qui n'existe pas. C'est évidemment une exagération contre toute prudence. Il vaut encore mieux procéder à un examen superficiel, quitte à le pousser plus loin si l'on a des doutes.

Très souvent les personnes qui viennent se faire anesthésier pour l'extraction des dents se font accompagner. En principe, il serait mieux qu'elles attendissent dans une autre pièce la fin de l'opération. Mais en fait on peut tolérer leur présence, surtout si le patient en manifeste le désir. Dans tous les cas, ces personnes se tiendront toujours à l'écart, soit pour ne pas gêner les mouvements de l'opérateur, soit pour ne pas être fâcheusement impressionnées par l'anesthésie et surtout par l'opération. Il en est beaucoup qui, trop confiantes dans leurs forces, sont en fin de compte plus malades que l'opéré.

Tous les instruments et les appareils doivent être disposés et prêts à fonctionner à l'entrée du patient dans le cabinet d'opération, de manière qu'on puisse procéder sans retard à l'anesthésie. L'avantage évident de cette manière de faire est que le patient nerveux n'a pas le temps d'être impressionné avec la vue des appareils. Nous avons appris sommairement à connaître le fonctionnement de ces derniers; l'anesthésiste doit toujours s'assurer auparavant si tout est prêt à marcher, s'il n'existe pas de fuite qui permette l'accès de l'air. Il est bon, avant d'appliquer le masque sur la face du patient, d'ouvrir légèrement le robinet, de manière à vider pour ainsi dire le tube de l'air qu'il contient, afin que le patient respire dès le commencement du protoxyde d'azote pur.

Pour le masque, il est bon de s'assurer que

son rebord est souple afin qu'il s'applique hermétiquement sur le visage du patient. Si le caoutchouc était durci par le froid, il serait bon de le chauffer légèrement, car il pourrait se fendiller à l'usage. On examinera, en faisant soi-même quelques aspirations dans ce masque, si les soupapes fonctionnent régulièrement.

Nous avons vu qu'on distingue dans l'administration du protoxyde d'azote deux méthodes, l'une indirecte par le gazomètre, l'autre directe dans laquelle le gaz qui sert à l'anesthésie provient directement des siphons. Dans ce dernier cas, on sait que le masque n'est pas placé directement sur le tube de dégagement, mais qu'il lui est réuni par l'intermédiaire d'un ballon de caoutchouc qui se remplit de gaz lorsqu'on dévisse le siphon. Dans ce dernier cas, il faut avoir soin de chasser tout l'air contenu dans ce ballon en l'exprimant fortement. Après quoi on le remplit de gaz en ouvrant le robinet. De cette manière le patient respire du protoxyde d'azote sans mélange d'air.

L'opérateur, ou celui qui préside à l'anesthésie, doit être familiarisé avec la manipulation de tous ses appareils, afin qu'il n'y ait ni perte de temps, ni surtout de surprise. La rapidité dans tous les préparatifs et dans le contrôle des détails contribue à donner de la confiance au patient. Être toujours prêt est un autre précepte non moins utile.

CHAPITRE VII

ADMINISTRATION

DU PROTOXYDE D'AZOTE

A l'exemple de W. Silk, nous diviserons l'anesthésie par le protoxyde en trois temps : le premier temps s'étend depuis le moment où le patient s'assied sur le fauteuil d'opération jusqu'à l'application du masque ; le second temps va depuis l'application du masque et se termine à son enlèvement, c'est le temps de l'inhalation et de l'anesthésie; le troisième temps se termine au retour du patient à lui-même.

I — PREMIER TEMPS

Avant l'inhalation

Comme nous l'avons dit, le patient se prépare à l'anesthésie en se mettant à son aise pour respirer le gaz; il déboutonne son col; la femme délace légèrement son corset. Après avoir enlevé les accessoires qui peuvent gêner pendant l'opération, le patient s'asseoit sur le fauteuil, le dos franchement appuyé sur le dossier du fauteuil, les jambes étendues et non croisées, la tête plus ou moins renversée, suivant les conditions exigées par l'opération et reposant sur l'appui-tête. Un des avantages précieux du protoxyde d'azote est qu'on peut l'administrer sans aucun danger dans toutes les attitudes ; autrement dit l'attitude verticale ne créée pas un danger de syncope comme pour le chloroforme ; cette circonstance rend l'anesthésie par le gaz très commode pour la pratique des opérations sur la face.

L'opérateur invite alors le patient à ouvrir la bouche aussi largement que possible, et introduit un écarteur des mâchoires entre les dents après avoir préalablement enlevé les dents artificielles s'il y en a. D'une façon générale, l'écarteur ou le bouchon qui en tient lieu doit être placé de préférence de côté et non sur la ligne médiane, entre les dents mêmes et non sur les gencives; on appliquera l'écarteur sur des dents saines en le fixant solidement, enfin en tirant légèrement sur la ficelle on s'assurera qu'il ne peut glisser.

Cela fait, on engage le patient à respirer largement et régulièrement, de manière à bien remplir ses poumons à chaque inspiration. Au besoin on lui montre sur soi-même comment il faut respirer dans le masque. On peut même se contenter de dire au patient de souffler fortement; une fois que le masque est appliqué, l'expiration un peu forte amène forcément une inspiration profonde. On prend alors ce masque, le robinet donnant seulement la communication avec l'air, et on l'applique exactement sur la bouche et le nez du patient, on s'assure qu'il est bien en place et que la respiration est bien régulière, on le fixe dans la position en comprimant son pourtour sur la face, puis on ouvre le robinet qui donne accès au gaz. On choisit pour cette dernière manœuvre le moment où le patient est arrivé à la fin d'une expiration.

Il est très important dans ce temps de s'assurer de l'application, pour ainsi dire hermétique, du masque sur la figure, car le passage de l'air ne permettrait qu'une anesthésie incomplète, et retarderait en tout cas le moment favorable de l'opération. Tous ces détails doivent être exécutés en quelques secondes.

La meilleure position pour celui qui administre le protoxyde consiste pour lui à se placer en arrière du fauteuil, en se penchant un peu sur la tête du patient. Il domine mieux la figure, et peut surveiller à la fois le visage du patient et la bonne application du masque, qui est si importante dans l'espèce. Ce n'est pas là d'ailleurs une recommandation qui ne souffre pas d'exception. Il peut arriver que l'opérateur soit peu commodément placé en arrière pour opérer; dans ce cas le médecin peut commencer l'administration comme il a été dit, puis se déplacer légèrement le moment venu, de manière à préparer la place à l'opérateur. Lorsqu'on administre le protoxyde d'azote par la méthode directe, les siphons doivent être à portée de l'anesthésiste pour qu'il puisse à volonté tourner la pédale qui permet l'issue du gaz et le remplissage des réservoirs.

D'une main, le médecin chargé de l'anesthésie tient ce masque, de l'autre il se rend compte des modifications du pouls, soit en palpant l'artère temporale placée à deux ou trois centimètres en dehors du rebord orbitaire, soit en touchant le pouls au poignet lorsqu'il se place latéralement pour l'administration du gaz.

II — DEUXIÈME TEMPS

L'inhalation

Si l'on est pourvu d'une installation à demeure pour l'administration du protoxyde d'azote, rien n'est plus simple. Le patient étant en place et le masque étant appliqué, il suffit d'ouvrir le robinet pour qu'aussitôt le patient respire du gaz au lieu d'air. Si l'on est pourvu d'un appareil transportable, c'est-à-dire de siphons, on commence, une fois que le masque est bien appliqué, à ouvrir lentement l'écrou du siphon en le dévissant par un mouvement de rotation au moyen du pied, de manière à permettre l'issue silencieuse et lente du gaz liquéfié contenu dans le siphon. Lorsque le patient a fait quatre ou cinq respirations, on ouvre graduellement et de plus en plus l'écrou de la pédale, de manière à donner librement issue au gaz qui remplit et distend le réservoir supplémentaire en caoutchouc.

Au bout de six à huit autres respirations, le réservoir étant distendu et suffisant pour achever l'anesthésie, on ferme définitivement le siphon. Quelques respirations suffisent alors pour que le patient soit complètement endormi ; c'est alors qu'on enlève le masque. Mais voyons ce qui se passe dans ce deuxième temps depuis les premières inhalations jusqu'à l'anesthésie complète.

Cette période peut se diviser en deux phases plus ou moins distinctes, qui sont : une phase préanesthésique qui se traduit par une excitation à la fois physique et psychique ; une phase pendant laquelle l'anesthésie débute peu à peu et devient de plus en plus profonde.

La durée de ces phases est forcément très courte, puisque l'anesthésie complète est atteinte en moins de deux minutes. Chez certains patients la phase d'excitation peut faire complètement défaut.

Voici comment marche l'anesthésie :

Les premières inhalations produisent chez le patient une sensation de plénitude et de battements dans la tête, de bourdonnement, le tout suivi d'une excitation cérébrale plus ou moins forte. La face devient pâle, ou plutôt prend une teinte plombée, d'ailleurs peu accusée à ce moment. Les patients éprouvent parfois une surexcitation des organes de la sensibilité spéciale, vue et ouïe, comme cela arrive souvent au commencement de tout sommeil. Il est donc bon que le patient soit anesthésié dans le silence et le calme pour que les bruits extérieurs ne soient pas perçus douloureusement. A ce moment encore le patient commence à rêvasser, sans d'ailleurs traduire les mouvements de sa pensée par quelque signe extérieur. Ces rêvasseries plus ou moins agréables sont associées à un sentiment de déplacement rapide et bruyant, donnant au patient l'impression vague d'un roulement de voiture ou d'un voyage en chemin de fer. Dès ce moment il existe un degré très prononcé d'anesthésie, mais on peut continuer les inhalations pendant quelques secondes encore. La lividité de la face se prononce alors davantage, les muqueuses amenant une coloration violacée sous l'influence de la dilatation vasculaire. Les yeux restent immobiles, mais le réflexe conjonctival ou cornéen peut encore subsister, la respiration plus lente prend un caractère ronflant qui passe peu à peu au stertor, la résolution musculaire est complète, on peut interpeller le patient pour lui demander de serrer la main, il ne répond pas, l'anesthésie complète est atteinte, on peut pincer le patient, toucher les conjonctives sans qu'il se manifeste la moindre réaction. Quant au pouls, il n'a subi aucune modification appréciable si l'on n'a pas poussé plus loin la phase de l'anesthésie, tout au plus a-t-il légèrement augmenté de fréquence, mais cela n'a rien de constant, car bien souvent aussi nous avons observé le ralentissement.

Si l'on pousse plus loin l'anesthésie, la face présente une teinte cyanosée franche, la respiration est stertoreuse, des soubresauts ou un tremblement agitent les tendons des muscles des membres, ou même il se produit de la raideur dans les muscles, qui se contractent. La pupille se dilate, le pouls peut alors prendre une grande fréquence ou devenir intermittent.

Il est inutile d'attendre cette période et de pousser les inhalations jusqu'à ce dernier. Nous avons l'habitude de cesser complètement les inhalations trois ou quatre respirations après que la résolution musculaire est arrivée. On a conseillé d'opérer lorsque la pupille est dilatée, mais la dilatation pupillaire se produit à un degré variable de l'anesthésie, et en attendant la production de ce phénomène on risquerait de pousser trop loin les inhalations. On pourrait avec plus de raison rechercher le moment de la disparition du réflexe conjonctival, nous préférons, quant à nous, saisir le moment de la résolution musculaire, ce qui est facile. Il suffit de demander au patient de serrer la main de temps en temps, il arrive un moment où l'ordre n'est plus exécuté, on enlève alors le masque. Il peut encore arriver que le patient, tout en ne répondant plus à la demande qu'on lui adresse de serrer la main, tienne celle-ci fermée et fortement serrée. Cette raideur indique que le moment est également venu d'opérer. Cette résolution musculaire arrive souvent quelque peu avant la respiration stertoreuse, qui, d'ailleurs, ne se produit pas toujours, et qui a été prise en Angleterre par l'*Odontological Committee* pour le critérium de la phase anesthésique. Or, ce stertor se produit en moyenne de 68 à 73 secondes à partir de l'application du masque. Si l'on veut bien observer le moment où se produit cette résolution musculaire, et qui indique pour les petites opérations une anesthésie très suffisante et complète, on pourra se convaincre que la face du patient est loin d'offrir cet aspect asphyxique effrayant sur lequel certains auteurs ont insisté avec complaisance.

Quelle est la quantité de gaz nécessaire pour atteindre la période anesthésique? Cette quantité est très variable suivant le mode d'administration, mais surtout suivant les idiosyncrasies. Encore faut-il tenir compte de la température ambiante qui agit sur le gaz en le dilatant. On a fait quelques mensurations à cet égard. Le Dr Hewit, du « National Dental Hospital » de Londres, a mesuré la quantité de gaz dépensée dans 300 cas et a trouvé comme moyenne 50 litres (6,9 gallons). Silk croit que cette moyenne est trop élevée, car sur 309 patients d'un âge moyen de 24,8 ans il a trouvé une dépense moyenne de 16 litres par tête. La différence de ces deux chiffres tient évidemment à ce que le premier de ces auteurs pousse l'anesthésie plus loin que le second, qui cependant avec une quantité relativement faible obtient une bonne anesthésie.

Il est utile et intéressant de connaître la quantité de gaz nécessaire pour une opération, car elle peut jusqu'à un certain point servir de guide, et elle nous renseigne sur les défectuosités des appareils qui peuvent laisser échapper inutilement le gaz. Les choses étant en bon état, W. Silk estime qu'un siphon contenant 450 grammes de protoxyde d'azote liquide représentant 227 litres de ce corps à l'état gazeux doit être suffisant pour 12 anesthésies séparées; une plus grande dépense représente une perte.

III — TROISIÈME TEMPS

Enlèvement du masque et retour de la connaissance

L'aspect du patient à l'enlèvement du masque est assez variable suivant que l'inhalation a été poussée plus ou moins loin et aussi suivant les individus. A un degré extrême qui n'est même pas nécessaire pour obtenir une anesthésie convenable, c'est la cyanose de la face qui se manifeste par une teinte bleu violacé des lèvres et des pommettes. Pendant l'inhalation même on peut suivre la production de cette teinte violacée sur les ongles. En général, si le patient n'a pas fermé les yeux au début de l'expérience, les globes oculaires font légèrement saillie, ils sont fixes, les conjonctives sont congestionnées, insensibles, les pupilles sont ou non dilatées. Le pouls peut être plus faible et plus lent qu'à l'état normal. C'est à tort qu'on a insisté sur son extrême rapidité; c'est là un phénomène absolument exceptionnel, au moins dans une anesthésie normale. La respiration est souvent stertoreuse, mais en somme calme.

Le système musculaire est dans un état variable, tantôt la résolution est complète, c'est ce qu'on observe le plus souvent chez les sujets bien portants sans tare nerveuse ni alcoolique ; la résolution musculaire est constante chez les enfants. Au contraire chez les sujets nerveux, alcooliques, ou chez ceux dont l'activité psychique est toujours en éveil, il peut se produire des contractions toniques des muscles qui placent les membres dans l'attitude d'extension forcée.

Cet ensemble symptomatique, qui à part l'excitation n'est pas habituel aux autres modes d'anesthésie, est particulier au protoxyde d'azote et inspire quelques craintes à ceux qui ne se sont pas familiarisés avec lui. Mais cet état se dissipe bientôt. Le pouls reprend ses caractères normaux dès la première inhalation à l'air libre, les lèvres et la peau reprennent leur coloration rosée, en même temps que la respiration stertoreuse disparaît pour faire place à un rythme plutôt rapide, haletant, le patient finit par reprendre complètement sa connaissance en passant par une phase très courte d'une sorte d'hébétude. Le plus souvent c'est l'opération qui ramène l'individu à lui. Aussitôt l'opération achevée, on relève le patient par les épaules et par la tête afin que le sang ne tombe pas dans le larynx et ne provoque des quintes de toux. Pendant ce temps on ne doit faire aucune manœuvre pour faire revenir plus rapidement le patient à lui-même. Ce retour à la conscience s'effectue très rapidement et spontanément, et sauf dans des cas particuliers que nous examinerons plus loin (voy. *Accidents*), il n'y a pas lieu d'intervenir. Une fois que le patient est revenu à lui, on l'invite à se rincer la bouche, à respirer largement, puis à tenir lui-même le crachoir de manière à lui faire faire un effort de volonté et à l'empêcher de s'abandonner à son état nerveux.

Trois à quatre minutes après l'opération, on peut permettre sans le moindre inconvénient au patient de se lever, car son état ne diffère pas alors de l'état absolument normal, le protoxyde d'azote ne laissant au bout de quelques inhalations à l'air libre aucune trace de son action sur les organes.

Si l'hémorrhagie est arrêtée, il n'y a aucun inconvénient à ce que l'opéré retourne chez lui au bout de dix minutes. Il est bon de remarquer qu'on peut asseoir le patient immédiatement après l'opération sans aucune crainte de voir survenir une syncope, à l'inverse de ce que l'on pourrait redouter avec le chloroforme. Beaucoup d'expérimentateurs ont éprouvé sur eux-mêmes les effets complets du protoxyde d'azote dans la station debout, et n'ont éprouvé d'autre inconvénient que celui de la chute au moment de la résolution musculaire. Quant à la durée qui s'écoule entre l'enlèvement du masque et le retour de la conscience, on l'estime environ à 25 ou 30 secondes, mais s'il ne s'agissait pas d'une opération à pratiquer sur la bouche, on pourrait obtenir une anesthésie de 1 à 2 minutes sans aucun inconvénient en prenant la précaution de permettre au patient une ou deux inhalations d'air pur de temps à autre.

Une fois le masque enlevé, le rôle de celui qui administre ou surveille le protoxyde d'azote doit être d'aider l'opérateur. Placé en face de lui, il surveillera l'opéré, empêchera le bouchon ou l'écarteur de glisser dans la bouche et s'opposera à tout mouvement du patient pouvant gêner l'opérateur.

IV — VARIATIONS DANS LES EFFETS DU PROTOXYDE D'AZOTE

Nous venons de décrire les phénomènes normaux de l'anesthésie par le protoxyde ou du moins ce qu'on observe dans la majorité des cas. Mais il n'en est pas toujours ainsi et l'on observe d'assez grandes variations dans les phénomènes observés. On ne peut pas cependant, en raison de leur fréquence et de leur pronostic bénin, les considérer comme des phénomènes anormaux; cependant il est bon de les décrire pour ne pas être surpris de leur apparition. Souvent ces phénomènes anormaux ou ces troubles sont amenés par l'appréhension du patient.

C'est d'abord la respiration qui s'effectue d'une manière irrégulière, le patient s'agite et résiste pour ainsi dire à l'inhalation du gaz ou fait des efforts pour qu'on lui enlève le masque. Contre cette disposition d'esprit, on peut opposer la persuasion. Si l'on ne réussit pas, on enlève le masque, on couvre les yeux avec une serviette pliée et l'on attend que la respiration prenne à l'insu du patient son rythme normal. Celui-ci se calme au bout de quelques instants et l'on procède de nouveau aux inhalations. Quant à la résistance que peuvent opposer les enfants, le raisonnement n'a aucun effet, et, si l'on est décidé, il n'y a aucun inconvénient à employer la force, tout en prenant des précautions pour que l'enfant ne se blesse pas et ne casse rien. Il faut d'ailleurs toujours veiller à ce que les soupapes de l'appareil inhalateur fonctionnent très régulièrement, cela est indispensable pendant le jeu désordonné de la respiration chez les patients nerveux et impressionnables ou impressionnés.

L'inhalation du gaz ne doit provoquer aucune toux, pas plus que la respiration à l'air libre. Si le patient tousse, surtout à la première inhalation, c'est que le gaz n'est pas pur; il faut alors s'assurer de sa pureté en le respirant soi-même et changer de réservoir si l'on reconnaît à son odeur et aux sensations désagréables qu'il provoque que ce gaz est impur. Si la toux se produit à la fin de l'inhalation au bout d'une minute, elle est provoquée par voie réflexe par la chute des liquides buccaux dans le pharynx ou par la titillation de la luette.

La période d'excitation, toujours très réduite et d'ailleurs parfois absente, peut être anormalement très bruyante. Il faut savoir que le plus souvent l'idéation n'est pas abolie, au contraire les rêvasseries précipitées sont la règle et elles peuvent revêtir même un caractère d'intensité qui porte le patient à s'agiter plus que de raison. C'est ce que l'on observe chez les femmes et les jeunes filles hystériques, chez les névropathes et surtout chez les alcooliques. Souvent alors le patient a une sorte de cauchemar qui se poursuit jusqu'au moment de son réveil. Pendant l'inhalation, il n'y a qu'un moyen de calmer l'agitation, c'est d'obliger le patient à respirer le gaz sans mélange, en tenant les bords du masque appliqués sur la face aussi exactement que possible. Quelques inhalations suffisent en général pour faire disparaître cet état pénible.

Parfois l'agitation se traduit par un rire bruyant, inextinguible, en quelque sorte spasmodique, mais ce n'est que dans peu de circonstances que le protoxyde d'azote mérite son nom d'hilarant. Quelquefois aussi, pendant cette période, le patient fait des mouvements coordonnés, rythmiques, battant en quelque sorte une mesure imaginaire avec les jambes. Tant que ces mouvements ne tendent pas à devenir exubérants ou désordonnés, il n'y a pas lieu d'y porter remède. Certains patients nerveux, surtout les femmes hystériques, commencent à crier et à s'agiter alors que l'inhalation a amené l'anesthésie et lorsque l'opérateur s'apprête à agir. Ces mouvements de nature réflexe persistent même sous l'influence du gaz, il est donc inutile de continuer l'inhalation, et il vaut mieux procéder de suite à l'opération. C'est également au moment du réveil que l'excitation cérébrale et l'agitation musculaire peuvent avoir un haut degré d'intensité. Le patient est alors sous l'influence d'une hallucination ou d'un cauchemar plus ou moins pénible, il pousse des cris, se débat, pour lutter contre des obstacles imaginaircs. Le meilleur remède à cet état est d'accélérer la respiration à l'air pur en ouvrant les fenêtres, en même temps qu'on maintient le patient, qui pourrait se blesser. On hâte encore le réveil en l'interpellant et en lui persuadant que l'opération est achevée.

De la cyanose, nous n'avons rien de particulier à en dire. Elle semble arriver plus rapidement chez les sujets à peau délicate, chez les enfants, chez les vieillards, chez les sujets obèses ou ayant une tendance à l'obésité, enfin chez ceux qui sont atteints d'une affection thoracique qui restreint le champ respiratoire, comme l'emphysème. Par contre, chez beaucoup de sujets bien constitués, elle est presque nulle ou à peine marquée. La congestion cyanosique des conjonctives est surtout nette chez les vieillards. Mais le réflexe conjonctival persiste souvent pendant très longtemps ou même n'est pas aboli alors que le patient est dans la résolution complète.

La dilatation de la pupille se produit souvent à un degré modéré à la fin de l'inhalation; si elle se produit largement, c'est un signe qui doit faire arrêter l'anesthésie, car il indiquerait une tendance à la syncope.

Nous avons parlé plus haut de l'état d'excitation cérébrale surtout dans lequel l'anesthésie protoxydée plonge le patient. Cette excitation semble dans quelques rares circonstances atteindre la moelle en ce que l'inhalation donne lieu à des mouvements spasmodiques dans les membres, dans le tronc, les muscles du cou, parfois même à des spasmes toniques qui placent le patient en opistothonos. Si cette rigidité ou cet état spasmodique ne disparaissent pas après deux ou trois respirations, il vaut mieux cesser l'inhalation et procéder immédiatement à l'opération.

Les vomissements et efforts de vomiturition sont excessivement rares; s'ils se produisent, on peut être certain que ce n'est pas sous l'influence du protoxyde d'azote même, à moins que ce gaz ne soit impur. Mais presque toujours ils sont dus à la position très renversée de la tête du patient, au renversement de la langue, à la chute de liquide, de quelque particule solide dans la gorge. Ces efforts de vomissement disparaissent sitôt qu'on enlève le masque. En cela on fera en sorte de ne pas trop enfoncer l'écarteur des mâchoires ou le bouchon qui en tient lieu. Si les vomissements se produisent, il faut prendre les précautions convenables pour que les matières ne tombent pas dans le larynx. Il suffira de tourner la tête de manière que les liquides s'écoulent hors de la bouche sur le côté. Si le patient n'est pas endormi, on lui fait prendre une position assise. Mais, nous le répétons, les vomissements sont un événement excessivement rare.

A part les phénomènes d'excitation que nous avons mentionnés plus haut, le retour à l'état conscient ne donne lieu à aucun phénomène anormal.

Le patient passe en général par des phases inverses à mesure que le gaz s'élimine et que l'anesthésie disparaît. A l'état de révolution et d'insensibilité succède l'excitation cérébrale et somatique. Quelquefois les patients très impressionnables ont, à la vue du sang ou à l'idée seulement qu'ils viennent de subir une opération, un sentiment de faiblesse qui peut aller jusqu'à la lipothymie, voire à la syncope. Il suffira dans ce cas de leur appliquer le traitement ordinaire de la syncope, c'est-à-dire de leur faire prendre la position couchée et de leur fournir de l'air frais et pur à discrétion. Pour éviter ce sentiment de faiblesse et le vertige, on conseillera au patient de ne pas se lever avant quatre ou cinq minutes ou même davantage suivant les cas. Quant aux véritables accidents syncopaux, nous aurons l'occasion d'en parler quand nous passerons en revue les accidents qui peuvent survenir pendant l'administration du protoxyde d'azote.

CHAPITRE VIII

ACCIDENTS, COMPLICATIONS, PRONOSTIC
DE L'ANESTHÉSIE
PAR LE PROTOXYDE D'AZOTE

Les effets du protoxyde d'azote se dissipent avec une rapidité extraordinaire qui tient à l'état gazeux de l'agent. Quelques inhalations suffisent pour débarrasser l'organisme de l'agent anesthésique. Le mal de tête et le vertige qui peuvent suivre le réveil chez quelques patients ne tardent donc pas à disparaître. La faiblesse qui peut succéder à l'opération plus encore qu'à l'anesthésie chez les personnes affaiblies et anémiées, peut parfois persister un ou deux jours, il n'y a rien là qui soit surprenant. Les auteurs ont signalé sur la quantité de personnes soumises au protoxyde d'azote des phénomènes particuliers, tels que la persistance d'un demi-sommeil pendant plusieurs heures, la production d'un état hémiplégique ou cataleptique. Il s'agit vraisemblablement de personnes hystériques. Silk rappelle avoir vu chez deux ou trois vieux hémiplégiques le retour de la température dans les membres affectés sous l'influence des inhalations : peut-être y avait-il simple coïncidence.

Marc Lafond a insisté sur la glycosurie que peuvent produire les inhalations de protoxyde, glycosurie pouvant persister plusieurs jours. C'est là une exagération dont Paul Bert a fait complètement justice. Quant à nous, nous n'avons jamais constaté cet effet, qui, lorsqu'il se produit, est absolument temporaire et sur la nature duquel on est loin d'être fixé.

Le même auteur parle d'accidents caractérisés, du côté de la respiration, par une modification du rythme; quelquefois par un arrêt, ou même par un arrêt du cœur. Mais peut-on comparer des expériences de vivisection où l'on pousse l'inhalation du gaz à l'extrême avec son emploi chez l'homme? A propos de ces exagérations, Paul Bert faisait remarquer que l'emploi du protoxyde d'azote et d'oxygène ne détermine aucun trouble, aucun accident, même en prolongeant son action pendant près de deux heures. Un vieillard de soixante-seize ans, pour échapper aux douleurs de la colique hépatique, se fit pendant cinq jours de suite anesthésier de quatre à sept heures durant sans en éprouver autre chose que quelques troubles cérébraux. Martin a plus tard démontré l'innocuité absolue du mélange de Paul Bert, ce qui démontre du même coup l'innocuité du protoxyde d'azote administré pur d'une façon thérapeutique.

On a dit, mais sans preuves décisives, que le protoxyde d'azote pouvait favoriser les hémorrhagies, ce qui en contre-indiquerait l'emploi chez les tuberculeux. Mais nous ne voyons pas que les hémorrhagies à la suite d'extractions de dents soient plus abondantes ni plus longues chez ceux qui sont anesthésiés que chez ceux qui ne l'ont pas été.

Blumm et Baume ont signalé les douleurs laryngées qu'ils avaient observées.

Goldstein croit que l'augmentation de la pression sanguine qui accompagne l'anesthésie par le protoxyde, surtout au moment du réveil, constitue un danger chez les sujets dont les artères athéromateuses peuvent se rompre facilement. Mais il est douteux qu'on ait jamais signalé des cas d'apoplexie occasionnée par les inhalations de protoxyde chez des vieillards, dont le nombre anesthésié par cette méthode est pourtant très considérable.

En somme, les deux accidents graves qui peuvent survenir par le protoxyde d'azote sont la syncope et l'asphyxie. La rareté de ces accidents observés dans l'administration du gaz lui a valu le nom d'inoffensif; nous en examinerons plus loin la proportion sur le nombre approximatif des anesthésies.

Dans quelques cas, heureusement et relativement fort rares, le protoxyde d'azote a pu occasionner la mort.

Il est bon de remarquer d'abord que la frayeur seule avant l'opération a pu déjà mettre le patient dans un état lipothymique; d'un autre côté le choc dû à l'opération peut ici, au moment du réveil comme dans toute autre opération, déterminer une syncope.

La syncope mortelle serait beaucoup plus rare que l'asphyxie; elle peut survenir chez certains cardiaques auxquels on doit interdire le protoxyde aussi bien que les autres agents anesthésiques. Nous en reparlerons à propos des contre-indications.

Quelle que soit la cause qui la produise, la syncope survient toujours brusquement, sans être annoncée par aucun signe prémonitoire, si ce n'est, mais non toujours, par la dilatation de la pupille qui la précède immédiatement. Cependant nous pouvons être averti de la possibilité de cet événement déjà par le simple aspect physique du patient avant de procéder à l'inhalation. Les sujets qui y seront prédisposés sont ceux qui sont pâles, anémiques, qui sont encore en convalescence d'une maladie aiguë grave, ceux qui sont anémiés par une maladie consomptive, phtisie, cancer, ceux enfin qui sont atteints de lésions cardiaques, particulièrement d'aortite et d'insuffisance de valvules aortiques. Dans tous ces cas la syncope n'est pas nécessaire lorsqu'on administre le gaz, mais elle se montre avec une chance d'apparition. Elle est due dans tous ces cas moins au gaz lui-même qu'au choc qui résulte du traumatisme.

Est-il besoin de rappeler l'aspect du patient sous le coup d'une syncope? La pâleur du visage, la faiblesse musculaire, la petitesse du pouls, la dilatation des pupilles jointe à une certaine fixité du regard, le ralentissement de la respiration, forment un syndrome prémonitoire caractéristique qui annonce l'imminence de la perte de connaissance et de l'arrêt du cœur. Toutefois, il faut remarquer que pendant l'administration du protoxyde, la coloration cyanosée de la face empêche de reconnaître la pâleur syncopale, c'est donc surtout le pouls et la respiration qu'il faut suivre, principalement ce premier. En effet, dans l'état syncopal la respiration, de profonde et stertoreuse qu'elle était, se ralentit et devient superficielle, encore que ces caractères se présentent fréquemment dans l'inhalation normale. Le pouls d'un autre côté devient plus rapide, puis faiblit et devient insensible. La coexistence de ces deux signes doit mettre en éveil. Si le pouls reste normal ou à peu près comme accélération et conserve sa force, on n'a pas à tenir compte de la modification de la respiration pourvu qu'elle ne persiste que 6 à 8 secondes. C'est sur le pouls, en résumé, que l'on doit se guider surtout, tout en surveillant les mouvements respiratoires. L'expérience physiologique apprend, d'autre part, que la respiration se rétablit on ne peut plus facilement et toujours lorsque le pouls persiste.

Il semble donc que la syncope cardiaque soit plus fréquente ici que la syncope respiratoire. Les causes qui la produisent atteignent directement le centre circulatoire par diverses voies : par les nerfs sensibles périphériques, lorsqu'il s'agit d'un traumatisme, surtout d'un traumatisme portant sur la face. L'émotion peut également produire une syncope; mais il ne semble pas que le protoxyde d'azote ait une action par lui-même sur le centre circulatoire et puisse amener une syncope plus facilement produite par une excitation sensible grave.

Il est bon de rappeler ici que certains patients sont prédisposés à la syncope cardiaque mortelle, pour laquelle une anesthésie quelconque peut jouer le rôle de cause occasionnelle. Ce sont ceux d'abord qui sont déjà atteints par le cœur, qui ont une lésion aortique, une dégénérescence du myocarde (convalescence de maladies infectieuses graves, fièvre typhoïde, diphtérie), ceux qui sont atteints d'une lésion irritative au voisinage du bulbe (tumeur cérébrale, tabes, paralysie glosso-labio-laryngée), ceux qui sont atteints d'une lésion cervicale pouvant irriter le pneumogastrique dans sa portion cervicale, thoracique et même abdominale (goitre, tumeurs ganglionnaires, anévrysmes des carotides, du tissu brachio-céphalique, hypertrophie du thymus chez l'enfant (tumeur du médiastin). Dans tous ces cas la mort a lieu par l'arrêt du cœur amené par une excitation réflexe du pneumogastrique; à l'autopsie on trouve les ventricules vides de sang, ce qui indique un arrêt en systole. La respiration s'arrête alors aussitôt que le cœur cesse de battre.

Dans la syncope respiratoire, le patient cesse tout à coup de respirer, devient pâle et meurt au bout de quelques secondes. Dans ces cas le pouls survit en général à l'arrêt subit ou progressif de la respiration. La syncope respiratoire est due à l'excitation centripète du nerf laryngé supérieur du pneumogastrique et peut-être de certains autres nerfs sensibles. Elle peut encore être due à l'excitation directe du centre respiratoire placé dans le bulbe. Conséquemment sont prédisposés à la syncope respiratoire tous les individus porteurs de lésions qui, siégeant dans le bulbe ou son voisinage ou sur un point quelconque des nerfs laryngé supérieur et pneumogastrique, peuvent porter atteinte au fonctionnement de l'appareil nerveux de la respiration. Ces lésions sont les mêmes que celles que nous avons signalées plus haut, il n'y a de différence que dans le siège, différence elle-même souvent peu appréciable. Tout ce qui peut irriter les voies respiratoires, tels qu'un corps étranger ou des vapeurs ou des liquides irritants comme l'ammoniaque, le chloroforme, peut agir sur le centre respiratoire. De simples excitations des nerfs de l'estomac ou de l'intestin peuvent produire le même effet. Lancereaux cite ainsi un exemple de syncope respiratoire réflexe d'origine intestinale, causée par la présence d'ascarides dans l'intestin.

Comment distinguer la syncope cardiaque de la syncope respiratoire? Toutes les deux se traduisent par la pâleur excessive et l'arrêt des mouvements cardiaques et respiratoires. « Cependant, dit M. Lancereaux, tandis que le système musculaire est relâché dans la syncope cardiaque, il existe de la contraction des muscles du thorax et des mâchoires dans la syncope respiratoire, et les pupilles, dilatées dans cette dernière, sont par contre resserrées dans la première. Cette différence disparaît quand la mort est simplement rapide, attendu que l'état des muscles du thorax et l'examen du pouls permettent de reconnaître si la respiration s'arrête avant le cœur ou inversement. »

Le pronostic est grave dans les deux cas, que ce soit les poumons ou le cœur qui soient en cause. Cependant la syncope cardiaque offre une gravité plus grande.

I — TRAITEMENT DE LA SYNCOPE

Dès qu'un patient est pris de syncope, il faut lui faire prendre la position horizontale, l'étendre sur le sol, la tête plus basse que le reste du corps. On ouvrira les fenêtres de manière à avoir de l'air frais et pur ; on enlèvera, si ce n'est pas déjà fait, toutes les pièces de vêtement qui peuvent gêner la respiration.

On flagellera la face avec une serviette trempée dans l'eau froide; souvent ces premières manœuvres sont suffisantes pour combattre efficacement une syncope légère. On peut ajouter à ce traitement les titillations de la luette, les tractions rythmées de la langue, la pression rythmée de la paroi thoracique, en même temps qu'on excitera le nerf olfactif par des vapeurs stimulantes, sel anglais, nitrite d'amyle, ammoniaque, tout en ayant soin de ne pas toucher les lèvres ni le nez du patient pour ne pas produire de lésions superficielles.

Si la respiration ne se rétablit pas, il faut sans tarder pratiquer la respiration artificielle. Pour ce faire, le patient ne doit avoir que sa chemise et son pantalon et être étendu, la tête basse et les épaules légèrement soulevées par un traversin ou tout objet en tenant lieu. On attire la langue en avant à l'aide d'une pince.

Deux méthodes se présentent alors pour pratiquer la respiration artificielle. Dans l'une, l'opérateur se tient en arrière du patient, saisit ses bras entre les coudes et les épaules et leur fait décrire des mouvements alternatifs d'élévation au-dessus de la tête et d'abaissement le long du thorax. Ces mouvements sont reproduits 15 à 16 fois par minute.

Dans une autre méthode, l'opérateur se tient à genoux aux côtés du patient et applique les mains à plat de chaque côté sur le rebord inférieur du thorax, les doigts dirigés vers l'aisselle, les pouces du côté du sternum; puis il comprime le rebord du thorax en refoulant en haut le diaphragme avec force, puis il cesse brusquement cette compression. Ces alternatives de compression et de relâchement sont répétées 15 à 16 fois par minute ; un aide placé en arrière de la tête du malade peut agir sur les bras et faciliter ainsi la dilatation du thorax en élevant les bras en haut et en arrière.

Pendant ce temps un autre aide peut exercer diverses excitations sur la surface cutanée par des flagellations avec un linge mouillé, par des frictions excitantes avec l'alcool, l'essence de térébenthine, par l'application du marteau de Mayor, par l'excitation des points particulièrement sensibles, paume des mains, plante des pieds, épigastre. Parfois la respiration artificielle doit être continuée pendant une demi-heure, une heure ou même une heure et demie.

En même temps qu'on pratique la respiration artificielle on a recours au procédé de la traction de langue recommandé par Laborde. Ce procédé, comme on sait, consiste à attirer fortement la langue au dehors, à la saisir au moyen de la main garnie d'un linge, puis à exercer sur elle de fortes tractions rythmées d'arrière en avant. En même temps on emploie une cuiller ou le doigt pour maintenir la bouche ouverte et fixer la base de la langue. M. Laborde avertit que ce moyen exige de la part de celui qui l'emploie de la persistance, de l'énergie et de la foi. En même temps, il fait de la rubéfaction sur le thorax au moyen de compresses trempées d'eau très chaude et sans se préoccuper de la possibilité des brûlures superficielles.

Enfin la pathogénie de la syncope due le plus souvent à une excitation violente réfléchie sur les nerfs cardiaques ou respiratoires a fait préconiser par M. Lancereaux l'emploi des injections de morphine, qui lui ont donné plusieurs fois des succès. On pourrait employer le chloral, le bromure de potassium, le sulfate de quinine, mais ces moyens exigent du temps et il faut agir rapidement. Au contraire, il est très facile de faire une injection de morphine. Celle-ci doit être administrée à forte dose pour produire un effet prompt et rapide, une dose inférieure restant inefficace et produisant plutôt de l'excitation.

« La pratique et la théorie, dit M. Lancereaux, s'accordent pour faire admettre l'utilité d'une intervention à l'aide de la morphine dans les cas de mort rapide ou subite par arrêt de la respiration. Nous n'avons pas de faits qui nous permettent d'affirmer que le même moyen soit efficace lorsque la mort est l'effet de l'arrêt instantané du cœur, mais comme un arrêt est la plupart du temps subordonné à cet acte réflexe, il y a lieu de croire que la morphine trouve encore ici son application, car l'objection qui consisterait à dire que le cœur une fois arrêté, la morphine ne peut être absorbée, n'a pas une grande valeur, attendu que l'on voit presque toujours, chez les animaux dont on excite le bout périphérique du nerf vague, se produire des contractions des anses intestinales et des vaisseaux. Donc, si un malade, atteint d'une affection du système nerveux ou de tout autre désordre, perd tout à coup connaissance, tombe, cesse de respirer ou fait encore deux ou trois respirations et semble mort, il faut immédiatement lui pratiquer une piqûre de morphine, appliquer un corps étranger à la base de la langue, de façon à éveiller chez lui la sensation de nausée, qui a la propriété de combattre les spasmes, enfin procéder à la respiration artificielle, pour lui donner quelques chances de revenir à la vie. »

II — ASPHYXIE

La plupart des auteurs qui ont écrit sur le protoxyde d'azote et qui ont parlé de l'asphyxie attribuent cet accident, non au protoxyde d'azote, mais à un obstacle mécanique qui se produisait le plus souvent au moment où le patient revient à lui. Cet obstacle mécanique peut être constitué par le bouchon qui a servi à écarter les dents, par la dent extraite, par la langue qui se renverse en arrière ou par le sang qui tombe dans le larynx.

Le patient, qui commençait à revenir à lui, devient cyanosé, violacé, fait des efforts désespérés pour respirer et, si l'on n'apporte un prompt remède à cet état, la respiration s'arrête après quelques mouvements spasmodiques.

Jamais on n'a signalé d'asphyxie due au spasme de la glotte. L'asphyxie véritable par le protoxyde d'azote ne pouvait se produire que si l'on poussait les inhalations à l'excès comme les expériences physiologiques de manière à interrompre pendant plus de deux ou trois minutes l'accès de l'air.

Pour éviter l'asphyxie due à la chute du corps étranger à l'orifice supérieur du larynx ou dans les voies respiratoires, il faut surveiller attentivement toutes les manœuvres et prendre les mesures nécessaires pour empêcher pareil accident.

S'il s'agit réellement d'un corps étranger qui est tombé dans la gorge ou le larynx, on a conseillé, lorsqu'on a affaire à un enfant, de l'étendre sur le sol et de le soulever par les pieds de manière à permettre au corps étranger de sortir par l'effet de la pesanteur. Mais cette méthode n'est guère pratique chez les adultes et entraînerait une grande perte de temps. Si le corps étranger est accessible, on peut l'enlever avec les doigts ou le saisir à l'aide de pinces. Le plus souvent le corps étranger est rejeté au dehors par une violente quinte de toux amenée par l'action réflexe sur la glotte.

Lorsque ces manœuvres ne réussissent pas et que l'enclavement du corps étranger persiste dans les voies aériennes, il ne reste que la ressource d'une opération chirurgicale, la laryngotomie suivant les méthodes indiquées dans les traités de chirurgie.

En tout cas il faut éviter de faire des tractions de la langue lorsqu'on a la certitude qu'un corps étranger est logé dans les voies aériennes. une manœuvre de ce genre aurait pour effet de favoriser plutôt sa chute.

Si l'asphyxie est produite par un flot de sang ou de mucus dans l'arrière-gorge, le mieux est de soulever le patient par les épaules et de pencher la tête en avant pour favoriser l'issue des liquides.

Les cas de mort survenus à la suite de l'anesthésie par le protoxyde d'azote sont excessivement rares, si l'on tient compte du nombre colossal des opérations dans lesquelles on a employé ce gaz. En 1887, MM. Colton et Hasbrouck (de New-York) avaient administré respectivement, le premier 155 000 fois, le second 69 000 et M. Thomas (de Philadelphie) 144 000 fois sans un seul cas de mort, ni accidents consécutifs, bien que ces opérateurs n'aient pas tenu compte de l'état des différents organes, car ils ont anesthésié tous les sujets qui se sont présentés. En chirurgie générale même, toutes les fois qu'une affection cardiaque ou pulmonaire faisait craindre l'emploi du chloroforme, on administrait le protoxyde d'azote. M. Hasbrouck l'a donné pour une ovariotomie et l'opération a duré deux heures cinq minutes.

D'après M. Horatio Wood, de Philadelphie, on fait annuellement en Amérique 750 000 anesthésies par le protoxyde d'azote, et bien que des dentistes souvent ignorants (c'est M. H. Wood qui le dit) président eux-mêmes à cette opération, on ne compte en moyenne que 3 cas de mort. Cette sécurité d'action, qui n'appartient à aucun autre anesthésique, tient, d'après les auteurs, à ce que le gaz n'est pas toxique et n'agit pas sur le cœur.

Néanmoins on a rapporté un certain nombre de cas de mort. Parmi ceux dont l'observation a été donnée avec quelques détails nous citerons les suivants.

Watson a donné l'observation d'une dame âgée de 71 ans, pâle mais un peu obèse, atteinte d'asthénie cardiaque. La syncope mortelle qui se produisit a été attribuée à ce qu'on avait négligé de faire délacer le corset avant l'anesthésie. A l'autopsie on trouva une dégénérescence du cœur. Schrauth rapporte un cas de mort chez un phtisique avancé qui parut succomber à l'hypérémie des poumons 15 minutes après l'anesthésie. Nussbaum cite le fait d'un individu qui mourut dans la cyanose malgré que la respiration ait pu être maintenue plus d'une heure après l'anesthésie. A l'autopsie on trouva des lésions graves du sang, teinte laquée, dissolution globulaire : il s'agissait d'un alcoolique avéré qui 6 semaines auparavant avait eu une attaque urémique. Au total, Schrauth *in* « Volkmann's Sammlung » a pu recueillir ainsi 14 cas dans la littérature ; cinq d'entre eux ne sont accompagnés d'aucun détail qui puisse nous renseigner sur la cause de la mort. Deux cas sont dus à l'asphyxie causée par la chute d'un corps étranger dans les voies aériennes. Un malade a succombé à la méningite cérébro-spinale dans la suite, mais le rapport de cette maladie avec l'anesthésie par le protoxyde n'a été nullement démontré, il ne s'agit ici que d'une coïncidence; trois patients ont succombé à la syncope. Un malade est mort rapidement de la destruction globulaire, à laquelle il était prédisposé (il était urémique). Un autre est mort d'asphyxie; un dernier enfin, un phtisique, a succombé à la congestion pulmonaire. Ainsi, sur 8 cas de mort recueillis par Schrauth et dont on connaît exactement la cause, 2 fois il y avait chute d'un corps étranger, ce dont on ne peut rendre responsable l'anesthésie; 3 fois il y eut une syncope, une fois destruction globulaire, une fois congestion pulmonaire. Sur ces 8 cas, 4 fois il y eut négligence de la part de l'opérateur.

Ces 14 cas de mort qui se réduisent à 12, si l'on en retranche les 2 cas dus à la chute de fragment de bouchon ou de dent dans le larynx, sont répartis sur un ensemble de 4 à 5 millions d'anesthésies par le protoxyde d'azote, ce qui donne une proportion de 1 cas de mort sur 3 ou 400 000 et même davantage, résultat concordant avec la statistique de Wood. Le chloroforme et l'éther sont incomparablement plus dangereux[1]. La dernière enquête de la Société allemande de chirurgie a donné 52 cas de mort pour 161 800 chloroformisations, mortalité 1 : 3 111, et 1 cas de mort pour 14 644 éthérisations. Une statistique publiée dans le *Medical News*, 29 octobre, donne 170 cas de mort sur 638 461 chloroformisations (1 : 3 749) et 18 cas de mort pour 300 157 éthérisations, soit une mortalité de 1 : 16 675. L'éther se rapprocherait donc du protoxyde d'azote par son innocuité relative, il s'en rapproche par le mode d'action. Landau fait justement remarquer que l'avantage reste à l'éther sur le chloroforme pour la raison suivante : Dans la plupart des cas le cœur est intéressé avec le chloroforme et il se produit d'abord une paralysie du cœur ; avec l'éther c'est le centre respiratoire qui est intéressé, de telle

1. Sidney Rumboll (anesthesia with special reference to the use of nitrous oxide in minor surgery, 1892, *Brit. med. Assoc.*) calcule qu'il y a par an, dans le Royaume-Uni, 4 millions d'anesthésies par le protoxyde d'azote, c'est la moyenne pour les dix dernières années. Or dans tout ce temps il n'y a eu que cinq cas de mort, et encore il est très douteux qu'ils aient été dus au protoxyde seul.

sorte que les malades cessent de respirer alors que le cœur bat encore. Or, dit-il, l'expérience montre qu'il est facile de rappeler à la vie les asphyxiés, les noyés, les nouveau-nés en état de mort apparente lorsqu'on agit à temps; on réussit beaucoup mieux que lorsque le cœur s'arrête primitivement comme dans la mort par le chloroforme. Dans l'anesthésie par le protoxyde d'azote, c'est l'asphyxie qui est à peu près seule à redouter et qui se produirait si on laissait trop longtemps le patient sous l'action du protoxyde d'azote; aussi bien pourrait-on produire l'asphyxie par l'emploi des vapeurs d'éther seules. La mort par syncope est possible, mais elle est extrêmement rare. Si l'on prend les précautions nécessaires pour que le patient ait la respiration libre pendant l'inhalation, si l'on surveille attentivement le pouls et la respiration pendant l'opération, on a toute chance d'éviter un accident qui en somme est excessivement rare.

En résumé, pour les petites opérations, le protoxyde d'azote est l'anesthésique le mieux approprié et le plus inoffensif.

Nous n'avons pas parlé du bromure d'éthyle, qui a eu dans ces dernières années un regain de succès pour les petites opérations. Il s'en faut qu'il soit un agent aussi inoffensif que le protoxyde d'azote. C'est peut-être un agent plus perturbateur encore que le chloroforme, mais son action rapide facilite les petites opérations. Il demande à être manié avec adresse et beaucoup de prudence, car on doit obtenir l'anesthésie avec la plus petite dose possible, c'est-à-dire une dizaine de grammes. La narcose se produit au bout de 40 à 50 secondes et dure en moyenne 20 secondes. Cependant l'anesthésie peut être soutenue par l'addition de nouvelles doses de bromure d'éthyle, mais alors ce n'est pas sans inconvénient ni même sans danger pour le patient.

Robert, Marion Sims, ont rapporté chacun un cas de mort après l'emploi du bromure d'éthyle ; le *Brit. Journal of Dent. Science* 1887 en rapporte un troisième ; un quatrième cas a été observé en 1890 chez un dentiste de Berlin ; Mittenzweig rapporte 2 cas mortels dans la *Zeitschr. f. Medicinalamte* 1890.

Dans les mémoires de la Société ontologique italienne 1er et 2 novembre 1890, on trouve la mention de plusieurs cas de mort rapportés par Lemis, Pauward, Wolff et Lee; en 1890, autre cas de mort chez un dentiste de Berlin; Turnbull signale deux cas; Thiem en rapporte 8 au XIXe Congrès de chirurgie. Ce dernier auteur, discutant l'action du bromure d'éthyle, arrive à cette conclusion qu'il agit comme un poison nerveux, qu'on peut l'employer seulement chez certains individus et pour les opérations de courte durée, mais qu'on doit toujours le rejeter comme moyen anesthésique véritable en raison de ces dangers. Enfin, en 1892, Gleich à la Société des médecins de Vienne a rapporté un cas de mort par le bromure d'éthyle chez un individu de 48 ans atteint de lésions graisseuses du cœur. Nous n'avons pas encore de statistique totale permettant d'établir le danger relatif de l'anesthésie par le bromure d'éthyle, mais il nous semble déjà que ce danger équivaut à celui que présente l'anesthésie choroformique.

On remarquera en outre par manière de

comparaison que l'anesthésie par le protoxyde d'azote a été appliquée à l'étranger surtout en Angleterre et en Amérique sans aucune sélection, pour ne pas dire sans discernement, à tous les cas qui se sont présentés et que cette application a été faite parfois largement et sans prudence. On aurait certainement évité des accidents si l'on avait tenu compte des contre-indications, comme on doit toujours le faire.

CHAPITRE IX

EMPLOI DU PROTOXYDE D'AZOTE

chez les enfants et les vieillards
Contre-indications

I — ENFANTS

En général les enfants supportent admirablement le gaz, ils s'endorment très promptement et se réveillent de même. Ceux mêmes qui crient et s'agitent s'endorment presque subitement au bout de quelques inspirations. Cette rapidité exige naturellement une certaine surveillance, mais c'est le seul incident qui signale le sommeil par le protoxyde d'azote chez l'enfant.

Les seules difficultés que l'on rencontre ici proviennent de la résistance et de l'indocilité de l'enfant. Lorsque la persuasion ne réussit pas, on procède à l'application du masque sans mettre d'écarteur, que l'on place une fois que l'enfant est endormi. Si alors on perd quelque peu de temps par cette manœuvre et si l'enfant menace de se réveiller, on lui fait encore respirer un peu de gaz pour assurer une anesthésie plus complète.

II — VIEILLARDS

L'administration du protoxyde d'azote chez les vieillards n'offre aucun inconvénient tant qu'il n'existe pas de lésion sérieuse du cœur, des vaisseaux et des poumons. Ceux qui ont une bonne santé s'endorment en général très vite, mais pour peu que les artères soient athéromateuses, qu'il y ait de l'emphysème, la cyanose se produit plus rapidement ou est plus prononcée. En somme on doit être plus circonspect en ce qui concerne l'anesthésie chez le vieillard. On tiendra surtout compte de l'état du système circulatoire et de l'état général.

III — CONTRE-INDICATIONS

Les contre-indications à l'anesthésie par le protoxyde d'azote sont à la fois une question de nature et une question de degré. De ce qu'en Amérique surtout on a soumis à l'action de ce gaz quiconque venait s'y soumettre sans distinction, et cela sans aucun accident ou avec un très petit nombre d'accidents, il ne nous paraît pas prudent d'imiter la conduite de nos confrères américains, qui d'ailleurs sont devenus plus circonspects sous ce rapport.

Si le protoxyde expose à un accident c'est d'abord à l'asphyxie, puis à la syncope respiratoire.

Pour ne pas faire courir au patient les risques de ces accidents, il faut, étant donnée l'administration convenable régulière du gaz, redoubler de prudence à l'égard de ceux qui seraient plus particulièrement prédisposés par suite d'une lésion pulmonaire ou cardiaque.

Le Dr Dudley W. Buxton a déclaré d'abord qu'en principe il n'existe pas de lésion pulmonaire ou extra-pulmonaire pouvant contre-indiquer l'usage du protoxyde. Cependant il se trouve en cela en contradiction avec beaucoup d'auteurs. Nous admettons volontiers qu'un simple rhume, une trachéite légère n'offre pas d'inconvénient si ce n'est celui qui résulte de la toux. Celle-ci est plutôt calmée par le protoxyde d'azote. Dans la bronchite chronique, l'inconvénient résulterait surtout de l'étendue des lésions et de la généralisation du catarrhe qui en somme favoriseraient l'asphyxie.

Chez les phtisiques plus ou moins avancés, l'emploi du gaz peut déterminer des hémoptysies probablement par suite de l'augmentation de pression dans les vaisseaux, car le protoxyde n'est pas irritant par lui-même. En second lieu l'anesthésie et la cyanose se prolongeraient plus longtemps que de coutume après l'enlèvement du masque, ce qui en somme n'offre pas d'inconvénient sérieux. C'est bien plutôt l'état général qui fournira les contre-indications chez cette catégorie de malades. L'anémie profonde, l'extension et la gravité des lésions sont évidemment des conditions trop fâcheuses qui favoriseraient certainement la syncope.

L'emphysème très prononcé place également les patients dans de mauvaises conditions pour prendre le gaz. Les échanges gazeux se font mal et la cyanose peut déjà être apparente avant que le patient soit endormi. La contre-indication n'existe ici que dans le degré, on peut permettre ici l'anesthésie, en prenant pour guide l'intensité de la cyanose. Cependant Buxton déclare que certains emphysémateux supportent admirablement le protoxyde d'azote et Klikowitch s'est servi de ce gaz comme agent thérapeutique chez les mêmes malades.

Dans les maladies du cœur de même le gaz ne doit être donné qu'avec beaucoup de prudence et en en surveillant attentivement les effets. Certaines affections cardiaques prédisposent plus particulièrement à la syncope; telle est au premier rang l'insuffisance aortique. Tout individu pâle, se plaignant de palpitations, doit être examiné à ce point de vue. Stockwell considère également comme une contre-indication l'existence d'une lésion mitrale avec tendance à l'engorgement pulmonaire. Il est bon, avant de commencer l'anesthésie, de toujours tâter le pouls radial, qui peut déjà donner quelques renseignements. De son irrégularité, de sa force ou de sa faiblesse, de sa lenteur ou de son excessive rapidité on peut tirer certains indices que l'on complète par l'auscultation.

Bien entendu le pouls doit être suivi pendant toute la durée de l'anesthésie. Son ralentissement ou son accélération exagérés, son irrégularité ou sa faiblesse subite doivent faire suspendre l'administration du protoxyde d'azote.

Les simples palpitations sans autre lésion du cœur chez des individus d'une bonne santé apparente ne constituent pas une contre-indication.

IV — MALADIES DU SYSTÈME NERVEUX

Aucune affection du système nerveux central ou périphérique ne constitue de contre-indication absolue à l'anesthésie par le protoxyde. Cependant il importe de remarquer que certaines affections nerveuses, certaines affections bulbo-médullaires, le tabes, la paralysie glosso-labio-laryngée, la sclérose en plaques, peuvent prédisposer à la syncope par une action sur le centre circulatoire. Il pourra en être de même des affections qui peuvent intéresser un point du trajet des nerfs pneumogastriques, laryngé supérieur, comme cela arrive dans les tumeurs ganglionnaires du cou, les anévrysmes, le goitre. Dans l'hystérie, les phénomènes qui peuvent accompagner l'anesthésie par le protoxyde d'azote sont quelquefois très bruyants, mais en général nullement dangereux. On peut voir survenir, comme nous l'avons vu dans un cas, une respiration saccadée, irrégulière, qui pourrait faire présumer de l'occlusion spasmodique de la glotte, mais cet état n'est pas de longue durée et d'ailleurs ne survient que dans des cas rares. De l'air pur et frais constitue le meilleur traitement dans les cas ordinaires.

V — GROSSESSE

Quelques auteurs ont soulevé des objections au sujet de l'opportunité de l'anesthésie protoxydée dans le cours de la grossesse. Un fait constaté empiriquement est que les femmes enceintes supportent le protoxyde d'azote sans aucune espèce d'inconvénient pour elle et leur enfant. C'est bien plutôt la secousse douloureuse d'une opération faite sans anesthésie qui pourrait leur être préjudiciable.

On doit d'ailleurs à Dœderlein des expériences qui démontrent l'innocuité absolue du protoxyde employé pendant la grossesse. Au point de vue expérimental cet auteur a montré que les contractions utérines pas plus que la vie du fœtus ne sont troublées par les inhalations du gaz. Lorsqu'on sacrifie les femelles pleines en les asphyxiant par le protoxyde, on peut toujours ramener à la vie les petits animaux retirés par l'opération césarienne. Dœderlein conclut ainsi que cette espèce d'anesthésie est la meilleure qu'on puisse employer en gynécologie. A la clinique de Zweifel, cet auteur a employé un mélange de protoxyde d'azote et d'oxygène non seulement pour atténuer les douleurs chez les parturientes, mais comme calmant, comme oxydant (grâce à l'oxygène du mélange) ou comme diurétique (propriété qui appartiendrait au protoxyde) dans l'asthme, la sténocardie, l'angine de poitrine, la céphalalgie, l'insomnie, l'alcoolisme, le rhumatisme et la goutte.

VI — ALCOOLISME

Les alcooliques, de par leur système nerveux et peut-être leurs lésions vasculaires, sont de très mauvais sujets pour toutes les anesthésies et pour le protoxyde d'azote notamment. Ce n'est pas que l'alcoolisme constitue un danger par lui-même, mais l'emploi du gaz entraîne une excitation prolongée très difficile, très pénible à réprimer, et on n'arrive que lentement à la période anesthésique parfois même incomplète. D'un autre côté il importe de se tenir en garde contre les excès que se permettent volontiers les alcooliques avant de se soumettre à l'opération. A ces derniers, et à tout le monde en général, on recommande de ne prendre aucune boisson alcoolique avant l'anesthésie.

VII — ÉTAT GÉNÉRAL, ANÉMIES, CACHEXIES

Beaucoup de maladies chroniques contre-indiquent l'anesthésie, moins par elles-mêmes ou les lésions qu'elles entraînent, que par le mauvais état général. Il en est ainsi des diabétiques cachectiques, des tuberculeux avancés, des brightiques avec menace d'urémie, des états anémiques graves, du cancer. C'est au médecin à juger de chaque cas particulier.

CHAPITRE X

APPLICATIONS A LA CHIRURGIE

L'anesthésie par le protoxyde d'azote est surtout employée dans la chirurgie dentaire. Malgré l'introduction de la cocaïne, dont l'emploi commode n'est cependant pas sans inconvénient, le protoxyde d'azote reste encore de beaucoup le principal moyen usité en Amérique et en Angleterre dans la pratique dentaire. C'est surtout l'opération si commune de l'extraction des dents que nous avons eue en vue dans l'exposé de ce procédé, mais il s'en faut de beaucoup que les services que peut rendre le protoxyde soient confinés à ce point, par trop restreint, de la petite chirurgie. Une des premières applications qu'on a faites du protoxyde l'a été pour la grande chirurgie. En 1848, le Dr Bigelow avait amputé un sein, et la malade avait été maintenue pendant plus d'une demi-heure sous l'action du gaz. Depuis, des anesthésies aussi, et plus longues, ont été obtenues dans le but de faire des opérations de longue durée avec le protoxyde seul, ce qui suffirait déjà à montrer ce qu'il est possible d'obtenir. Évidemment le mode d'anesthésie par le protoxyde pur s'accommode mal des opérations un peu longues. Cependant on sait la tentative absolument couronnée de succès, faite par Paul Bert, d'utiliser le protoxyde mélangé à l'oxygène sous pression, afin d'obtenir une anesthésie de très longue durée et d'une innocuité absolue. Il est évident que l'incommodité du bagage nécessité par la méthode a été le véritable obstacle à sa généralisation. C'est encore dans le but de pouvoir pratiquer de longues opérations, que les étrangers, surtout les Anglais, ont inauguré des méthodes mixtes ou combinées, comme ils disent, dans lesquelles le protoxyde d'azote est associé soit aux vapeurs d'éther, soit à une certaine proportion (5 ou 10 0/0) d'oxygène.

Notre intention n'est pas pour le moment

de décrire ces méthodes imaginées, soit pour obtenir une anesthésie plus longue, soit pour obtenir une réussite plus grande. Dans le cas où l'on n'a à faire que de petites opérations de 20 à 40 ou 60 secondes de durée, il est absolument inutile d'avoir recours à ces complications ; en surveillant l'anesthésie comme on doit le faire, on peut employer le protoxyde seul sans le moindre danger. Si l'on a besoin d'une anesthésie un peu plus longue, il n'y a aucun inconvénient à laisser le patient faire une ou plusieurs respirations à l'air libre, et à replacer le masque pour soutenir l'anesthésie.

De quelque façon qu'on l'emploie, le protoxyde d'azote donne une excellente anesthésie pour une foule de petites opérations pour lesquelles on veut éviter les inconvénients du chloroforme. Le bromure d'éthyle seul pourrait le remplacer, mais il est bien loin de posséder l'innocuité du protoxyde d'azote. Quant à la cocaïne, elle donne souvent une anesthésie *locale* seulement, suffisante dans la plupart des cas, il est vrai, mais qui n'est pas sans inconvénient. Nous conseillerons volontiers ce mode d'anesthésie dans les opérations suivantes par exemple :

Toutes les opérations de courte durée qui se pratiquent sur la face, à part l'extraction des dents, notamment dans la dilatation des points lacrymaux, l'extraction des corps étrangers et des polypes des fosses nasales, l'opération des tumeurs adénoïdes, surtout chez les enfants, l'examen et les opérations pratiquées sur l'arrière-cavité des fosses nasales.

Dans les opérations pratiquées sur les oreilles, le protoxyde d'azote peut être employé avantageusement pour pratiquer l'incision de la membrane du tympan, l'incision des abcès du conduit auditif externe, pour pratiquer le cathétérisme de la trompe d'Eustache, lorsque cette manœuvre est très douloureuse ; on peut également enlever de petits kystes sébacés, des tumeurs dermoïdes, des ganglions hypertrophiés, lorsqu'on prévoit que ces petites opérations seront rapidement faites. On peut faire des scarifications ou des curettages avec la curette tranchante dans les cas de lupus, etc.

L'incision des abcès des régions les plus

variées, l'ouverture des panaris, sont facilitées par cette courte anesthésie. L'opération de la dilatation forcée dans la fissure anale est si rapidement faite, qu'il ne vaut vraiment pas la peine d'exposer les patients aux ennuis de la chloroformisation. Nous citerons encore parmi les opérations de courte durée pouvant bénéficier du protoxyde d'azote l'opération de l'ongle incarné, les applications de pointe de feu dans diverses régions, le cathétérisme de l'urèthre, l'examen du rectum, lorsqu'ils sont douloureux, l'uréthrotomie interne surtout, lorsque le rétrécissement est situé à peu de distance du méat, l'extraction de corps étrangers de diverse nature situés dans la peau, l'amygdalotomie, la section de la luette, etc.

Au contraire, il sera mieux de s'abstenir du protoxyde d'azote lorsqu'on a absolument besoin d'obtenir une résolution musculaire complète, comme dans les cas de réduction de hernie, de réduction de luxation surtout lorsqu'on se trouve en présence de sujets alcooliques ou hystériques.

Dans tous les cas que nous avons mentionnés, le procédé d'anesthésie par le protoxyde d'azote est le même que celui qu'on emploie pour l'extraction des dents. Cependant on se conformera aux remarques suivantes, qui ont été formulées par Silk. Le patient doit être placé et maintenu pendant les inhalations dans la position qu'il doit occuper pendant l'opération à effectuer; le spasme musculaire ne se produit pas toujours, mais au cas où il se produirait, il serait une cause de perte de temps au moment où l'on déplacerait le patient.

Il est en second lieu naturellement inutile de se servir de bouchon ou d'écarteur pour maintenir les mâchoires écartées. Dans ce cas, il est bon d'avoir un masque de forme un peu différente et plus conique que ceux qu'emploient les dentistes.

S'il est nécessaire de prolonger l'anesthésie, on place d'abord le patient sous l'action du gaz, et une fois le sommeil obtenu on retire le masque pour permettre une ou deux respirations à l'air libre, puis on réapplique rapidement le masque et l'on continue ainsi, tout en surveillant attentivement le pouls et la respiration.

BIBLIOGRAPHIE

BUCHANAN. — The chemistry and therap. of nitr. ox. *Med. News* 1893.

J.-D. THOMAS. — The anesthetic zone in nitr. ox. anesthesia, *Dental Cosmos* Philad., 1893.

SALZER B. — Einige worte ueber Narkose im Dienste der Zahnheilk. *Pest. med.* chir. *Presse*, 1893.

HANKEL ERNST. — *Handbuch der Inhalations anesthetica.* Wiesbaden, 1891.

BIRDSALL. — Therap. exper. with nitrog. monoxide. *New York med. J.*, 1891.

HEWITT, SCHŒMAKER, GUTTMANN. — *Correspondenzbl. f. Zahnœrzte*, 1888-1890.

KLIKOWITSCH. — *Arch. f. Gynækol.*, XVIII.

DŒDERLEIN. — *Arch. f. Gynæk.*, XXVII.

DE TERRA. — *Deutsche Monatschr. f. Zahnh.*, 1891.

BUXTON. — *Correspondenzbl. f. Zahnærzte*, 1889.

SAUER. — *Schmidt Jahrb.*, CXC.

BLUMM. — *Deutsch. Monatschr. f. Zahnh.*, VII, 1889.

HAMECHER. — Verhandl. d. 62, Naturforsch. *Deutsch. Monatschr. f. Zahnh.*, VIII, 1890.

EDGELOW. — Observ. on the admin. of. nitr. ox. gas. *Lancet London*, 1891.

HILLISCHER. — *Sammlung Von Vortrægen und Aufsœtzen ueber Schlafgas.* Wien. 1891.

MOSKOVICH. — Nitrous oxide. *Record,* New-York, 1889-1890.

SILK. — A method of admin. sthenied nitr. oxide. *Brit. med. J.*, 1890.

BRUSCH. — G. W. nitr. oxide as an anæsth. *Brooklyn med. J.*, 1890.

SILK. — *A Manuel of nitrous oxide anesth.* London, 1888.

STOCKWELL. — The value, langer of the anesth. *Ther. Gaz.*, 1890.

BURTON. — J. Brit. Dent. Ass. London, 1889.

GERSUNY. — Ueber einige Versuche mit. Schlafgas. *Wien. Klin. Woch.*, 1889.

HORACE WELLS. — History of application of nitrous oxide gas, ether and other vaporer to surgical operations. *Hantfort U. S.*, 1847.

WARREN. — *Boston med. and surgical Journ.*, 1847.

DASTRE. — Les anesthésiques. *Physiologie et applications chirurgicales,* Paris, 1890.

WOOD. — 10e Congrès international de médecine. *Congrès de Berlin,* 1890.

BOSE. — *Notiz aus œsterlein Correspbl. f. Zahnærzte,* 1890.

ZWEIFEL. — *Berlin, Klin. Wochensch.*, XXVI, 1889.

R. BLANCHARD. — *Anesthésie par le protoxyde d'azote,* 1880.

ROTTENSTEIN. — *Traité d'anesthésie chirurgicale,* 1880.

OLIVER. — Les anesthésiques. *Dental Record,* 1889.

DUDLEY-BUXTON. — *Dental Record,* 1889.

NEWLAND PEDLY. — *Dental Record,* 1889.

G.-W. WATSON. — *Lancet,* 1889.

HERMANN. — *Archiv. f. An. u. Physiol.*, 1864.

JOLYET ET BLANCHE. — *Archives de physiologie norm. et path.*, 1873

ZUNT. — *Pfluger's Archiv.*, XVII.

P. Bert. — *Gaz. des. hôp.*, 1879.

Klikowitsch. — *Saint-Petersb. med. Woch.*, 1880.

J. F. Silk. — An analysis of a serie of on thousand nitrous oxide administr. *Brit. J. Dent. Soc.*, London, 1890.

J. D. Thomas. — Nitrous oxide viewed from a practical stand point. *New Jersey Dent. Soc.*, 1891, Philad., 1892.

F. Hewitt. — On the anesth. effects of nitrous oxide. *Trans. Odont. Soc. Gr. Brit.* London, 1892.

Sidney Rumboll. — Anesth. with special reference, to use of nitrous oxide in minor surg., 1892. *Brit. med. Assoc.*

Claude Martin. — *Académie des sciences*, janvier 1888.

H.-C. Wood et Cerna. — Action de l'azote, du protoxyde d'azote et de l'acide carbonique sur la circulation. *Ther. Gaz.*, 1890.

G. W. Waston. — Sur les accidents du protoxyde d'azote. *D. Monatschr. f. Zahnheiltde*, 1889.

Frank. J. Thornburg. — Death from nitrous oxide gas., *Med. News*, 1893.

W. Swiecicki. — *Zur Stickoxydul-Sauentoff Anæsth. in der Zeburtshible Centraltf. f. Gynæk.*, 1888.

TABLE DES MATIÈRES

29 278. — Imp. Lahure, 9, rue de Fleurus, à Paris.

www.ingramcontent.com/pod-product-compliance
Ingram Content Group UK Ltd.
Pitfield, Milton Keynes, MK11 3LW, UK
UKHW020146220726
13923UKWH00001B/387